Alexandra Procher

Das Selbst – Die Heilung - Die Kraft

Expertenwissen über Unterbewusstsein, Hypnose und Reinkarnation

BAND 1

„Welche außergewöhnliche Reise wir Menschen in unserem Leben antreten, wird uns oft erst bewusst, wenn wir gezwungen werden hinzuschauen"

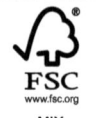

Alexandra Procher

Das Selbst – Die Heilung – Die Kraft

Für Mama und Papa
Julian Finn
und Lars

Ihr seid sagenhaft bereichernd.

Danke für unsere gemeinsame Reise.

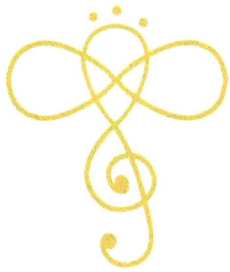

Bibliografische Information der Deutschen Nationalbibliothek:
Die Deutsche Nationalbibliothek verzeichnet diese
Publikation in der Deutschen Nationalbibliografie;
detaillierte bibliografische Daten sind im Internet
über http://dnb.dnb.de abrufbar.

Herstellung und Verlag:
BoD – Books on Demand, Norderstedt

ISBN: 978-3-7597-3439-6

Inhaltsverzeichnis

Vorwort von Janin Stötzner

In Japan existiert ein interessantes Kunsthandwerk, das den Makel hervorhebt, indem Keramik- oder Porzellanbruchstücke mit einem speziellen Lack sichtbar und aufwendig repariert werden.

Der Urushi-Lack besteht dabei aus feinstem Goldpulver, Silber oder Platin und erzeugt so für jede zerbrochene Tasse, jeden Teller, eine einzigartige Musterung.

Mit sehr viel Achtsamkeit und Liebe werden die zerbrochenen Dinge zu einem formvollendeten, individuellen und einzigartigen Gegenstand wieder zusammengesetzt.

Der Riss wird somit zu einem wichtigen Teil des Objekts, er ist Teil seiner Geschichte, der der Keramik erst seinen unschätzbaren Wert verleiht.

Diese Kunst heißt *Kintsugi* und gehört zu der japanischen Philosophie *Wabi-Sabi*, die sich im 16. Jahrhundert als neue Ästhetik des Einfachen und Natürlichen durchsetzt.

Alexandra Procher zeigt in ihrem Buch eindrucksvoll, wie sie erst durch ihre Erfahrungen und den daraus resultierenden Narben zu diesem einzigartigen Gefäß hat werden können, das nun in seiner Besonderheit strahlt.

So wie die Kintsugi-Reparatur sehr zeitaufwendig ist – das Trocknen des Urushi-Lacks bedarf oft mehrerer Monate – so ist auch Alexandras Reise in ihre wahre Kraft.

Sie nimmt uns voller Herzenswärme und Humor an die Hand und zeigt uns ihr Leben. Die vielen Leiden der Kindheit, die in ihrem Zusammenbruch gipfeln, den mutigen Sprung zurück ins Leben. Und sie lässt uns an ihrem Entwicklungs- und Heilungsprozess hin zum Leben ihrer eigenen Bestimmung auf sehr unterhaltsame Weise teilhaben. Dabei schafft sie es spielend, wissenschaftliche Erkenntnisse mit ihrem Lebensweg zu verknüpfen.

Ihr Urushi-Lack, der sie veredelt, besteht aus Mut, Neugier, Lebenslust und Spiritualität.

Das Kitten ihrer Risse hat sie mit den großen Themen der Menschheit konfrontiert. Mit Leichtigkeit führt sie in die Geheimnisse des Unterbewusstseins, der Hypnose, der Hermetischen Gesetze, der Reinkarnation, der Blockadenlösung und in ihre gelebte Spiritualität ein.

Für mich ist Alexandra mit ihrem quirlig-charmanten Wesen eine wahre Heilerin, eine Wegweiserin der neuen Zeit, die mit ihrer einzigartigen, empathischen Art Herzen und Seelen berührt, um sie tief in ihren eigenen Ursprung zurückzuführen. Zurückzuführen, um all die Wunden zu heilen, damit jeder in seine individuelle Kraft, sein Strahlen kommt.

Dieses Buch ist ein Beispiel ihres Wirkens, das mutig, selbstlos und einfühlsam ist.

Sehen wir ihr Leben als Ermunterung, all unsere Narben zu unseren wahren Schätzen zu formen.

Alexandra ist meine Seelenschwester, deren wundervollen, vielfältigen Fähigkeiten mir sehr häufig auf meinem individuellen Weg geholfen haben. Dafür bin ich ihr von Herzen dankbar.

Ich wünsche Ihnen viel Spaß beim Lesen.

Ihre Janin Stötzner

Einleitung

Es ist wichtig zu wissen, dass Hypnose ein wissenschaftlich und psychotherapeutisch anerkanntes und belegtes Verfahren ist. In Deutschland unterstützen einige gesetzliche Krankenkassen die Hypnosetherapie mit einer Erstattung. Nach 10 Jahren Hypnosesitzungen und erfolgreichen Therapiestunden bin ich dankbar, dass unser Gesundheitssystem diese positive Wirksamkeit erkennen.

Die meisten Menschen sind nervös und aufgeregt, wenn sie zu mir in die Praxis kommen. Sie haben sich mit Hypnose beschäftigt, wissen aber nicht, ob es bei ihnen funktioniert und wie man sich fühlt. Ich finde es mutig, wenn Menschen den Weg zu einer Therapie finden. Die Entscheidung, einen Therapeuten zu suchen, ist schwierig. Oft hängen bis zur ersten Sitzung viele schlaflose Nächte der Verzweiflung, Sorgen und Ängste daran. Monate oder Jahre vergehen, bis man einen vertrauensvollen Therapeuten und die richtige Methode findet. Erst, wenn man bemerkt, dass man sich selbst nicht mehr helfen kann, holt man sich Unterstützung von außen.

Jeder Mensch ist mutig, der sich Hilfe holt und sie annimmt. Aus diesem Grund ist es von hoher Bedeutung für mich, ab dem ersten Moment ein Vertrauensverhältnis aufzubauen. Ich habe Respekt vor jedem Menschen, der diesen Schritt geht. Es ist nicht einfach, sich seinen Ängsten zu stellen - und zusätzlich einer fremden Person. Wenn dann noch die Psyche ins Spiel kommt, bedeutet es auch, sich seinen Gefühlen zu entledigen und einem bis dato unbekannten Menschen von seinen tiefen Ängsten zu erzählen.

Liebe Kollegen und Kolleginnen in allen heilenden und therapeutischen Berufen: Es darf keine Rolle spielen, wie gestresst wir sind oder welchen Eindruck der Mensch zuerst auf uns macht. Betrachtet und ehrt jede mutige Seele, die sich bereit erklärt, sich selbst zu helfen und uns um Unterstützung bittet. Wer schon einmal in einer verzweifelten Lage war und um Hilfe bitten **musste**, weiß, wovon ich spreche. Sobald meine Haustür aufgeht und ich einen Menschen empfangen **darf**, ehre und respektiere ich ihn auf allen Ebenen, körperlich und seelisch.

Ich betrachte dies als Ehrfurcht und ein großes Geschenk, Menschen dabei unterstützen zu dürfen, den Zugang zu sich selbst zu finden, um ihre Selbstheilungskräfte für Körper, Geist und Seele zu aktivieren. Viele wissen nicht mehr weiter, sind verzweifelt, der Körper ausgehungert von kreisenden Gedanken und zu wenig Schlaf. Einige sind anfangs verschlossen und brauchen eine Zeitlang, um sich zu öffnen. Andere setzen sich hin und fangen sofort an zu weinen, weil sie so dankbar sind, dass ihnen endlich jemand zuhört. Ich nehme mir bewusst Zeit für meine Klienten, denn vieles rutscht erst ins richtige Licht, wenn das Vertrauen aufgebaut ist. In meinen jahrelangen Erfahrungen mit vielen hundert Gesprächen habe ich festgestellt, dass VERTRAUEN und EMPATHIE die wichtigsten Voraussetzungen für die Behandlung sind.

Nicht selten erwähne ich auch meine eigenen Erlebnisse, um den Menschen zu zeigen, dass wir alle unsere Rucksäcke haben, mit denen wir auf die Erde gekommen sind. Kein Mensch ist perfekt, denn Perfektion liegt nur im Auge des Betrachters. Ich bin übrigens sehr dankbar, dass mein Rucksack noch nicht leer ist – denn, wenn er leer wäre, wäre ich nicht mehr hier. **Wir alle reisen mit Gepäck und dürfen jemanden finden, der uns beim Auspacken hilft.** Es ist mir eine Ehre, einem anderen Menschen beim Auspacken seiner schweren Pakete zu helfen, denn dahinter versteckt sich immer ein Geschenk. Was anfangs wie eine Last, eine unüberwindbare Hürde aussieht und man nicht hinschauen möchte, entpuppt sich als ein wunderschönes Geschenk, das nur darauf wartet, gesehen und ausgepackt zu werden. So kommt es vor, dass auch ich aus dem Nähkästchen plaudere, um meinen Klienten zu zeigen, wie tief man fallen und danach wieder aufstehen kann.

Ich bin der Meinung, dass ein Psychotherapeut einige seiner Diagnosen, die er stellt, selbst einmal erlebt haben sollte, um mitfühlen zu können. Einer meiner Klienten sagte einmal zu mir: „Wissen Sie, Frau Procher, ich bin zu Ihnen gekommen, weil Sie auf Ihrer Internetseite Ihren eigenen Weg beschrieben haben und dieser auch nicht einfach war. Ich fühle mich bei Ihnen besser aufgehoben, weil Sie wissen, wovon ich spreche. Was will ich bei einem fünfundzwanzigjährigen Psychiater, der noch nie in seinem Leben eine depressive Phase hatte und gar nicht fühlt, worunter ich leide, weil er alles nur aus Büchern kennt".

Auf der einen Seite hat mir diese ehrliche Aussage geschmeichelt. Auf der anderen Seite macht es mich traurig, dass sich viele Menschen mit psychischen Beschwerden in unserem Gesundheitssystem nicht aufgehoben und verstanden fühlen. Wenn ein Mensch meine Hilfe in Anspruch nehmen möchte, stelle ich meine eigenen Ansprüche zur Seite und fühle mich in diese Person ein. Der Augenkontakt und das Öffnen meines Herzens ermöglichen mir, diesen Menschen zu fühlen und ihn auch ohne Worte zu verstehen. Durch meine jahrelange heilende Tätigkeit habe ich erfahren, dass hilfesuchende Menschen vor allem das Gefühl benötigen, dass ihnen zugehört wird und sie sich verstanden fühlen.

Täglich kommen neue Klienten in meine Praxis und es gibt nichts, was es nicht gibt. Ich bin immer wieder erstaunt und voller tiefer Dankbarkeit, wenn ich merke, dass ein Mensch sich bei mir öffnet. In meinen Praxisräumen befinden sich an allen Ecken Taschentücher mit gutem Grund. Viele meiner Klienten können und dürfen das allererste Mal in ihrem Leben erzählen, was sie wirklich belastet. Manchmal löst sich ein Knoten während des Erzählens, der lange nicht ausgesprochen wurde. Bei mir darf alles gehen, was belastet, blockiert oder beschwert. Viele meiner Klienten verlassen nach einer ersten Sitzung meine Praxis mit einem vollkommen anderen Gesichtsausdruck, einer aufrechten Haltung und einer von Herzen lächelnden Danksagung. Ich bin davon überzeugt, dass Anteilnahme und Empathie einen guten Therapeuten ausmachen. Und das, liebe Leserinnen und Leser, sollten wir uns nicht nur für die Momente im Leben aufheben, in denen wir helfende Unterstützung benötigen. Ein Miteinander und Füreinander sind die wichtigsten Voraussetzungen für eine vertrauensvolle Bindung. Ob in der Familie, bei Freunden, im beruflichen Kontext oder beim Einkaufen im Supermarkt.

Ich arbeite in enger Beziehung mit dem Universum und glaube, dass die Menschen zu mir kommen, denen ich mit meinen Methoden und meinem Herzen den Raum für Selbstheilung geben kann. So findet jeder Mensch, der Hilfe benötigt, seinen Helfer, der ihn an die Hand nimmt und führt. Hin zu einem unbeschwerten Leben und einem bewussten Umgang mit seinem Körper, Geist und Seele. Wir können nur gesund sein, wenn diese drei Pfeiler in unserem Leben einen harmonischen Ausgleich haben. Wir dürfen uns darauf besinnen, dass wir einzigartige und wundervolle Wesen sind. Jeder hat seine Pakete geschnürt und sie vor der Reise in einen Rucksack gepackt. Manche Päckchen liegen weit unten im Rucksack. Manche kleinen Kistchen sind direkt erreichbar, um sie aufzumachen. Wenn aber der Rucksack im Laufe des Lebens immer schwerer wird und der Ballast zunimmt, wird das Leben im wahrsten Sinne schwerfällig.

Um wieder Leichtigkeit im Alltag zu erfahren und Freude im Leben zu spüren, dürfen wir uns Hilfe holen. Dies kann von Menschen kommen, die aus dem Herzen gewillt sind, Liebe und Heilung in die Welt zu tragen. Sei es die eigene Ehefrau, der Kindergartenfreund, der Pfarrer oder auch Therapeuten. Die Zeit des Schämens für ein psychisches Ungleichgewicht ist vorbei. Jeder Mensch hat seine Probleme und

Themen. Der eine kommt besser damit zurecht, der andere braucht Hilfe von außen. Deshalb schätze und achte ich Therapeuten und Lichtarbeiter, die eine bessere Welt kreieren möchten. Eine erfolgreiche Sitzung sehe ich darin, dass der Klient mit leuchtendem Herzen nach Hause geht. Sein Licht ist nun so stark, dass er sein Umfeld ebenfalls erhellen kann. Diese wiederum tragen das Licht weiter in die Welt.

Wenn wir bereit sind, hinzuschauen, können wir Altes und Belastendes lösen und loslassen. Diese Freiheit danken uns das Unterbewusstsein, der Körper und die Seele. Wir schlafen besser, können wieder klare Gedanken fassen, sind ausgeglichen und ruhen in uns. Dieses Gefühl ist mit Geld nicht zu bezahlen, es ist pures Glück. Ich glaube, dass jeder Mensch die Fähigkeit in sich trägt, den Himmel auf Erden zu leben. Dazu müssen wir allerdings mutig sein. Mutig sein, hinzuschauen. In die tiefste Angst, in die Dämonen, die wir schon so lange in uns tragen. Die Angst vor der Angst ist unser größter Feind, aber auch unser größtes Geschenk. Sich seinen dunkelsten Schatten zu stellen, ist eine der größten Aufgaben. Diese Aufgaben packen wir oft fest verschlossen in unseren Rucksack, ganz unten verstaut. Wenn unser Rucksack irgendwann so vollgepackt ist, dass nichts mehr hineinpasst, ist es zu spät. Ist der Mensch bereit, alle seine Präsente auszupacken, begegnet er vielen Ängsten, Sorgen und Schattenseiten.

Ich kann nur immer wieder dazu ermutigen, sich diese anzuschauen. Darunter verbirgt sich die absolute Freiheit auf allen Ebenen. Oftmals sind es Kindheitserinnerungen oder verdrängte Erlebnisse, die einen tiefen Schmerz auslösen. Sobald dieser Schmerz in unser Bewusstsein tritt, wartet er nur darauf, gelöst zu werden. Wird er nicht gelöst, tritt er geduldig für eine Weile in den Hintergrund. Bis er irgendwann wieder auftaucht - und dann meist doppelt so heftig. Unser Unterbewusstsein zeigt uns auf diese Weise, dass es Gefühle gibt, die gelöst werden möchten. Es gibt viele Methoden und Möglichkeiten, um diese Emotionen zu lösen. Das Internet bietet heutzutage umfassende Informationen. Solltest du bemerken, dass du allein nicht weiterkommst, fühle in die verschiedenen Methoden herein. Ist es vielleicht eine Psychotherapie, die Aufschluss bringen könnte? Oder fühlst du dich zu einer alternativen Heilmethode hingezogen? Es ist oft schwierig zu erkennen, ob zuerst das körperliche oder das psychische Problem da war. Meistens entsteht beides in engem Zusammenhang, aber es kann zeitlich nicht benannt werden. Nicht umsonst heißt es *mens sana in corpore sano* - ein gesunder Geist in einem gesunden Körper.

Aus eigener Erfahrung kann ich dies vollkommen bestätigen. Wie wäre es, wenn ein Großteil deiner Sorgen und Ängste in leichte Zufriedenheit und Gewissheit umgewandelt werden könnten? Dass alles so richtig ist, wie es ist. Kannst du dir ein Leben ohne jegliche Sorgen vorstellen? Ein Leben, in dem du dem Fluss des Lebens absolut vertraust? Zugegeben, ich konnte mir das nie vorstellen, aber ich habe es selbst erlebt.

Mut bedeutet nicht, keine Angst zu haben. Mut heißt, dass etwas anderes wichtiger ist als Angst. Ich glaube an eine göttliche Kraft in jedem Menschen und daran, dass der Wille Berge versetzen kann. Ich glaube an den Leser oder die Leserin, die JETZT diese Zeilen liest.

Du bist ein besonderer Mensch mit einer wundervollen und einzigartigen Aufgabe in diesem Leben – nämlich das Leben selbst. Ich glaube daran, dass unser Herz stärker ist als jedes Leid der Welt. Lasst uns herausfinden, wer wir wirklich sind. Es ist von hoher Bedeutung zu verstehen:

„Der einzige Zeitpunkt auf jemanden herabzuschauen, sollte der sein, an dem du ihm aufhilfst"

1. Rede und Antwort

„Schönen guten Morgen Frau Procher, setzen Sie sich erstmal. Sie sind schließlich das erste Mal hier. Haben Sie bisher alles gut überstanden bei uns im Haus?" Ich antworte schüchtern, dass bisher alles prima gelaufen ist. Fünf schwerfällige Schritte gehe ich auf den Stuhl zu. Der blaue Stoff ist von der Sonne sichtbar ausgebleicht. Ich bin nervös und unruhig. Wie viele Menschen waren wohl schon hier wie ich? Wahrscheinlich ist der Sitz nicht von der Sonne, sondern vom Schweiß der Personen ausgebleicht, deren Leben sich hier entschieden hat. Ich stelle meine Tasche auf den Boden, schlage die Beine übereinander und lehne mich zurück. Ich betrachte das Zimmer detailliert. Ob ich hier meinen Arbeitsalltag verbringen möchte? Es ist ein kleines Büro mit einem Schreibtisch, zwei Stühlen und einem alten Archivschrank. Teppich! Alter Teppich! Meine Augen folgen dem verblassten Weg von der Tür zu meinen Füßen. Der Teppich ist stumpf und abgelaufen von den vielen Schritten, die hier gesessen haben, um Rede und Antwort zu stehen.

Der Blick nach links aus dem Fenster ist auch nicht besser. Alles zugebaut. Unzählige kleine Balkone umkreisen das Gebäude. Jedes freie Plätzchen streitet sich um das Sonnenlicht. Wenig grün. Ich bin nervös.

Sehr nervös. Ich drehe ständig an dem Kleeblatt-Ring meiner linken Hand. Nach rechts, nach oben und unten. Ich muss aufpassen, dass er nicht abfällt und auf den Boden kullert. Das wäre mir peinlich. Für mich bedeutet Nervosität nur die Wichtigkeit einer Aufgabe. Das kommende Gespräch ist mir wichtig. Sehr wichtig. Ich schaue mich weiter um, um nicht über meine Situation nachzudenken. Der massive Schreibtisch ist ebenso in die Jahre gekommen wie der Stuhl, auf dem ich sitze. Das braune Holz hat etliche Einkerbungen und Schrammen. Es erinnert mich an die Krimiserie "Derrick" aus den 80ern, die ich als Kind verfolgte. Fesselnd fand ich die Szenen, wo durch geschicktes Fragen den Verbrechern der Schweiß auf die Stirn trat. Ich dachte immer "Ha! Erwischt! Der muss doch Dreck am Stecken haben". So fühle ich mich jetzt. Schuldig. Es fehlt nur noch die grell leuchtende Lampe im Gesicht und das Verhör kann beginnen. Auf dem Schreibtisch stapeln sich Akten und Ordner. Es wundert mich, dass das schwarze Telefon eine Kabelschnur und keine Wählscheibe besitzt. Es scheint, gemeinsam mit dem Laptop, das modernste Gerät hier zu sein. Meine Güte, bin ich aufgeregt. Mein Herz pumpt schnell. Ich spüre es in meiner Brust schneller schlagen als sonst. Wenn ich sehr nervös bin, schaue ich heimlich auf mein Oberteil und beobachte, wie es sich durch den Herzschlag bewegt. Poch! Poch! Poch!

"Wir fangen gleich an, Frau Procher. Einen kleinen Moment noch, dann bin ich voll und ganz für Sie da." Dieser Ausdruck „voll und ganz" löst in mir eine andere Bedeutung aus, aber ich schiebe diese Gedanken zur Seite. "Ich habe mich Ihnen noch gar nicht vorgestellt", sagt die Dame zu mir. Wir schauen uns das erste Mal in die Augen. "Mein Name ist Frau Becker und ich bin Diplom-Psychologin. In Ihrem eigenen Interesse rate ich, alle Fragen in den nächsten sechzig Minuten wahrheitsgemäß und offen zu beantworten. Nur so kann ich ein klares Bild von Ihnen bekommen und entscheiden, ob wir uns nochmal sehen oder es bei dieser einmaligen Begegnung bleibt." Sie lächelt mich sehr nett an, wodurch ein Stück meiner großen inneren Unruhe genommen wird. Während Frau Becker scheinbar meinen „Fall" sucht, betrachte ich sie genauer. Sie trägt kurzes, blondgesträhntes Haar und eine schlichte rote Brille. Sie ist schlank und ich schätze, Anfang fünfzig. Sie wirkt routiniert und abgeklärt, eher unauffällig und emotionslos. Dies wird sich in den kommenden Gesprächen noch ändern, was ich jetzt aber nicht wissen kann.

Ein prüfender Blick in meine Akte, dann bittet sie mich, etwas Kurzes über mich zu erzählen. Das war das Stichwort. Ich antworte blitzschnell und unüberlegt, im wahrsten Sinne des Wortes etwas „Kurzes", da ich nur 1,54 m groß bin. Kaum ausgesprochen, denke ich, dass diese Information überflüssig ist, aber meine Anspannung überspielen kann. Passiert mir oft. Ein wenig Lockerheit in eine heikle Situation bringen, ist bestimmt nicht verkehrt, manchmal aber unangemessen. Das merkt auch Frau Becker! Sie schaut mich fragend an. Ich lächle verlegen, aber freundlich zurück, weiß natürlich, dass es überflüssig war und erzähle weiter. Ich verrate ihr mein Alter, dass ich vierzig Jahre bin, einen wundervollen Sohn habe, dem ich vor zwölf Jahren das Leben geschenkt habe und geschieden bin. Als Einzelkind wohlbehütet in einem großartigen Elternhaus aufgewachsen bin. Hole kurz Luft und füge leise hinzu, dass ich außerdem dankbar bin, gesund hier zu sitzen und am Leben zu sein.

Frau Becker tippt wie wild auf ihrem Laptop, schaut in meine Papierakte und schreibt weiter. Ich werde gefragt, ob und wie ich mich auf diesen Tag vorbereitet habe. Wieder viel zu schnell platzt es aus mir heraus, dass ich im Urlaub gewesen sei. Erst denken - dann reden! Diese Antwort war wohl das zweite Fettnäpfchen, aber es entspricht der Wahrheit. Mit einem Rucksack, meiner wichtigen Cortison-Creme, dem neuen Bikini, meinem Tagebuch und einer Vorbereitungslektüre bin ich vor drei Wochen für ein paar Tage an die Costa Calma nach Fuerteventura geflogen. Ganz allein, nur mit und für mich, um alles für heute vorzubereiten. Am Ende erwähne ich noch, dass ich weder an einem überteuerten Kurs teilgenommen noch auf einer fremden Couch Platz genommen habe. Die Vorbereitung hierfür sei schließlich der Alltag, um sich damit zu arrangieren. Ich erzähle, dass die Veränderungen im Kopf stattfinden und nicht, weil ein Studierter es einschätzt. Gleichzeitig stelle ich fest, wie selbstbewusst und überzeugend es aus meinem Mund klingt.

Frau Becker fragt mich, wann ich zuletzt Alkohol konsumiert habe. Mir wird schlagartig seltsam. Der Magen wird warm, zuerst in der Bauchgegend. Alles in mir bewegt sich. Es scheint, als würden alle Blutkörperchen wild durch meine Blutbahnen zappeln. Gänsehaut auf den Armen. Die Beine kribbeln. Ich schlucke und stocke. Ich beantworte die Frage mit dem Datum des 1. Februar 2013. Mehr bekomme ich nicht heraus. Ich blicke Frau Becker wie erstarrt in die Augen. Sie nimmt ihre Brille ab. "Frau Procher, das Thema geht Ihnen sichtlich nahe. Nicht jeder nimmt diesen Termin so ernst. Bei Ihnen ist etwas anders. Aber nun fangen wir von vorne an. Sie sind den ganzen Tag in unserem Haus und stellen sich diversen Tests. Heute haben Sie sehr gute kognitive Fähigkeiten und hervorragende Aufmerksamkeit gezeigt. Ihre Haarproben waren in den letzten 12 Monaten unauffällig. Ich bin nun Ihre letzte Station und entscheide, ob ich Sie wieder in den Straßenverkehr lassen kann." Sie hebt die Augenbrauen ermahnend und liebevoll. Ich bin unsicher, ob ich vertrauen kann. Vertrauen ist ein großes Thema in meinem Leben. Ich bemerke, dass meine Gedanken springen. "Frau Procher, ich bin hier, um über Ihr Leben zu sprechen. Ich möchte wissen, warum Sie hier sind. Ich werde Sie und Ihre Antworten genau untersuchen, damit ich ausschließen kann, dass Sie eine Gefahr für die Gesellschaft sind." Mir wird schlecht. Ich schlucke. Mein Herz schlägt so schnell wie am 1. Februar. "Erzählen Sie mir von Ihrer Kindheit und Jugend. Ist dort etwas geschehen?" Meine großen braunen Augen starren Frau Becker an. Meine Gedanken spielen Karussell. Was ist das Beste zu sagen? Wo fange ich an?

"Nun, Frau Becker," beginne ich und senke den Blick, "meine Eltern sind bezaubernd. Sie wollen immer nur das Beste für mich. Wir lebten in einem großen Einfamilienhaus im Rhein-Main-Gebiet. Mir fehlte als Kind nichts…außer Gesundheit. Meine ersten Erinnerungen sind, wie ich um Luft ringe und das Gefühl habe, keine zu bekommen. Ich hatte mit drei Jahren eine schwere Form von Asthma und kaum geschlafen. Ich wusste nie, ob der nächste Atemzug mein letzter sein würde. Manchmal bin ich blau angelaufen, sagte mein Papa. Das Schlimmste war, dass ich mich als dreijährige nicht beruhigen konnte und mir selbst der Atem zum Schreien gefehlt hat. Die innere Angst, nicht genügend Luft zu bekommen, weil das Einatmen nur gefühlt bis kurz über die Brust geht, ist ein sehr schreckliches Gefühl. Immer wieder wurde ich von der Todesangst wach und fühlte, dass ich nicht mehr atmen kann. Der Körper und der Geist geraten automatisch in Panik, wenn nicht genügend Sauerstoff transportiert wird. Das ist eine vollkommen natürliche Körperreaktion. Als Kind verstand ich nicht, was passierte, aber ich wusste, dass Angst und Panik alles nur verschlimmert. Ich denke, dass ich in dieser Zeit manifestiert habe, dass Emotionen-leben keine gute Basis ist. Denn jede innere Todesangst führt dazu, dass mehr Atmung nötig wird - und die Luft hatte ich nicht. Oft dachte ich als Kind, jetzt falle ich einfach um. Es hätte mich nicht gestört, denn die Nächte waren eine Qual. Sauerstofftherapie oder Asthmasprays gab es damals nicht. Menschen, die heute ein Asthmaspray bei sich tragen, sollten das sehr schätzen. Ihr Leben hängt an diesen Sprays. Zu meiner Kinderzeit war das nicht denkbar. Ich bin meistens im Sitzen eingeschlafen."

Als ich diesen Satz ausspreche, merke ich, wie ich tief Luft holen muss. Frau Becker tippt in ihren Computer, während ich einen Schluck Wasser nehme. "Wie meinen Sie das, Frau Procher, Sie sind im Sitzen eingeschlafen?" "Naja, dies war die einzige Möglichkeit, am besten Luft zu bekommen, um einzuschlafen. Sobald ich mich hingelegt habe, kamen die Asthma-Schübe. Meistens bin ich dann zu meinen Eltern ins Schlafzimmer gegangen. Einer von beiden hat mich die halbe Nacht getragen. Ich hatte immer Angst, den letzten Atemzug zu nehmen. Wissen Sie, Frau Becker, es fühlt sich an, als ob Sie tauchen und merken, dass die Luft knapp wird. Kennen Sie das Gefühl? Der innere Schrei nach Luft? Sie schwimmen nach oben und versuchen, Ruhe zu bewahren, obwohl Ihr Körper signalisiert: ‚Es wird knapp, beeil dich'. Die Sekunden werden zu Stunden und Sie beten, es zu schaffen."

„Meine Eltern hatten es nicht leicht mit mir, Frau Becker. Mein Vater ist Kfz-Meister in einem bekannten Autohaus. Abwechselnd haben mich Beide nachts herumgetragen. Für meine zierliche Mutter war ich zu schwer oder sie konnte es nicht aushalten, mich so leiden zu sehen. Ich denke, es war eine Mischung aus beidem. Stellen Sie sich vor, wie mein Vater sich gefühlt haben muss. Er stand täglich über zehn Stunden auf seiner Arbeit. Nachts trug er mich voller Liebe und betete, dass ich nicht den letzten Atemzug auf seinen Armen nehme. Ist das nicht eine schlimme Vorstellung?"

Übrigens hatte ich gegenüber von meinem Bett ein Kreuz an der Wand. Meine Eltern bauten ein Haus in einer Wohnsiedlung und rechneten mit zwei Kindern, bis ich auf die Welt kam. Es blieb bei einem Wunschkind. Ich fand das damals cool, denn ich hatte zwei Zimmer und viel Platz. Das Kreuz an der Wand wurde mit einem kleinen Licht angestrahlt. Ich hatte immer Angst, im Dunkeln zu schlafen, weil mich krasse Alpträume plagten. Womöglich hing das auch damit zusammen, dass ich ab vier Jahren ein Versuchskaninchen wurde. Meine Eltern wollten natürlich, dass ich geheilt werde. Ich musste viele unterschiedliche Tabletten, Kapseln und Pillen schlucken. Die Nebenwirkungen will ich gar nicht wissen. Gebracht hat dies nicht viel. Aber schon damals habe ich abends das Kreuz an der Wand angeschaut, wenn ich nicht schlafen konnte. Es hat mich irgendwie beruhigt. Als ob dieses Kreuz mir sagen wollte 'Alles wird gut, ich wache über dich'. Nie, auch nicht in meinen schlimmsten Nächten, war ich böse auf Gott. Niemals hatte ich das Gefühl, er hätte mich nicht mehr lieb oder mich verlassen. Irgendetwas stimmte in mir nicht, aber dafür konnte Gott nichts. Dieses Kreuz gab mir immer das Gefühl, dass ich tief im Inneren vertrauen kann. So lernte ich früh, mit Gott zu reden. Zwar nur in meinen Gedanken und nur so weit, wie ich dachte, ihm alles sagen zu können. Ich erinnere mich noch daran, wie ich dieses Kreuz von der Wand abnahm und immer wieder auf die Rückseite schaute. Ich wollte den 'Inhalt' finden und fragte mich, wo er sich versteckt. Aus heutiger Sicht weiß ich, dass meine Seele - meine wahre, unendliche Essenz - sich in diesem Körper eingeengt fühlte. Ich wollte schon als Kind frei und groß sein. Alles war so eng in mir und nahm mir die Luft zum Atmen. Ich wollte aus der Haut fahren, im wahrsten Sinne des Wortes. So nehme ich es zumindest heute wahr.

"Das ist sehr interessant", sagt Frau Becker und plötzlich bin ich aus meiner Kindheit rausgerissen und wieder mit meinem ganzen Bewusstsein in diesem Raum. Da bin ich eben aber ganz schön abgeschweift. Wie komme ich denn von Asthma auf Gott und meine Seele? Frau Becker schaut mich an, ganz tief in die Augen. Ich blinzle und lächle sie ein wenig verschmitzt an. Langsam werde ich lockerer, denn Frau Becker gibt mir das Gefühl, ihr vertrauen zu können. Bei ihr kann ich so sein, wie damals in meinem Schlafzimmer, als ich das Bedürfnis hatte, zu reden in meiner Einsamkeit. Das war übrigens noch nicht alles an Krankheiten. Im Alter von drei Jahren bekam ich schwere Neurodermitis. Neurodermitis ist eine chronische Hauterkrankung und die genaue Ursache kann bis heute noch nicht verstanden werden. Neurodermitis lässt die erkrankten Hautstellen jucken und der Betroffene muss sich kratzen. An meinem Körper gab es kaum eine gesunde Stelle. Jeder Zentimeter juckte. Alles begann an meinem Handgelenk und verbreitete sich binnen weniger Monate über meinen ganzen Körper. Von der Kopfhaut, über das Gesicht, in die Ohren, über den Nacken, am Hals, dem Oberkörper, die Arme, Bauch, Rücken, Po, Beine, Kniekehlen, Füße und sogar den Intimbereich. Mein kompletter Körper juckte ständig. Innerhalb eines halben Jahres reagierte mein Körper auf fast alles allergisch - entweder mit einem Asthmaanfall oder Neurodermitis. Milch, Eier, Staub, jedes Obst, sämtliche Tierhaare, Shampoo, Seife, Blumen, Bäume, Nagellack, Teppichboden, Mehl, Pollen, Holz, Wasser, Sonne. Die Liste ließe sich unendlich weiterführen. Ab diesem Moment war mir klar, ich habe ein Problem mit meinem Leben. Oder hat das Leben ein Problem mit mir? Ein gesunder Mensch kann sich nicht vorstellen, wie es ist, in einem Körper groß zu werden, der sich selbst und das Außen in allen Formen ablehnt. Etwas in mir hat sich gegen das Leben gewehrt und mich in jeder Zelle spüren lassen.

Eines Tages musste mein Vater mich nachts ins Krankenhaus bringen. Er dachte, ich sterbe in seinen Armen, da ich nur noch leicht atmete. Der Oberarzt sagte, sie müssten mich eine Nacht zur Beobachtung dabehalten. Das war das erste Mal, dass ich von zu Hause weg war. Andere Kinder erleben das vielleicht bei Oma und Opa oder einem Freund. Bei mir war es anders, und das zeigte sich früh in meinem Leben. Meine Seele dachte, dass 'anders' normal für mich sei. Außergewöhnliche Wege sollten einen besonderen Wert für mich haben.

Zu dieser Zeit war ich mit einem kleinen, blondhaarigen Jungen im Zimmer. Er war schätzungsweise vier Jahre, also zwei Jahre jünger als ich. „Frau Procher, unterbricht mich Frau Becker, "Was hat der Junge im Krankenhaus mit Ihrem Werdegang zu tun?" Ich schaue Frau Becker an und erkläre ihr das. Dieser Junge brachte etwas in mir hervor, was ich bis dahin als Sechsjährige nicht kannte: Neid.

Es war spät am Abend, als ich nach den Untersuchungen ins Zimmer geschoben wurde. Der kleine Blondschopf lag in seinem Bettchen neben mir. Er umarmte einen goldenen Teddybär und sein Gesicht wurde vom Vollmond angestrahlt. Ich schaue ihn minutenlang an, wie er schläft. Ich frage mich, warum er schlafen darf und ich nicht. In mir kommt ein Gefühl auf, das ich bis dahin nicht kannte – absoluter Neid. Meine Augen verengen sich. Ich neige meinen Kopf nach rechts und überlege, wie ich das verhindern kann. Schlafen ist doch eine Qual. Schlafen bedeutet Alpträume. Schlafen ist grauenhaft. Und er liegt einfach dort und schläft seelenfriedlich? Ich war

perplex und unfassbar neidisch. Ich fühlte mich unge-
recht behandelt. Wenn ich nicht schlafen kann, soll
er es auch nicht. Mein Papa hat immer gesagt: "Geht
nicht, gibt's nicht." Sehr früh habe ich gelernt, meinen eigenen Kopf durchzusetzen. Das sollte auch in
meiner ersten Nacht im Krankenhaus so sein.

Ich steige leise aus meinem Bett und nähere mich
dem kleinen Jungen. Ich grinse und – zack! – reiße
ihm den Teddy aus den Händen, werfe ihn zu Boden
und gehe wieder in mein Bett. Der kleine Junge wird
wach, weint, holt sich seinen Teddy und schläft weiter. Nicht mit mir. Ich wiederhole das Spielchen vier-
mal, dann kommt die Schwester und ermahnt mich.
Ich erinnere mich nicht, wann ich diese Nacht eingeschlafen bin, aber eins weiß ich sicher: Für dieses Verhalten habe ich mich mein Leben lang geschämt und
oft entschuldigt. „Frau Becker, meine Schlafprobleme trieben mich damals schon in den Wahnsinn
und veranlassten mich, Dinge zu tun, die nicht meiner Wahrheit entsprechen. Damals wusste ich es
nicht und habe meinen kindlichen Trieben des Neides
einfach nachgegeben. Es war das erste Mal, dass ich
ein anderes Kind gesehen habe, das schlafen durfte,
ohne sich blutig zu kratzen oder keine Luft zu bekommen. Dieser süße Junge sah friedlich aus im Schlaf,
und ich konnte es als Kind nicht begreifen. Wenn ich
könnte, Frau Becker, würde ich diesem Jungen heute

den größten goldenen Teddybär schenken, den es je gegeben hat, und ihn mit meiner ganzen Liebe füllen." In diesem Moment merke ich, dass mir Tränen in die Augen steigen. Ganz langsam, nur bis zum unteren Rand, sodass sie nicht kullern können. Frau Becker bemerkt dies und reicht mir ein Taschentuch aus der blauen Box, gefolgt von einem mitleidenden Blick.

Meine Allergien haben mich physisch und mental stark beeinträchtigt. Tagsüber waren meine Arme und Hände in Mullbinden und Salben eingepackt. Meine Mutter hat sie liebevoll eingecremt und mich getröstet, wenn ich vor Schmerzen weinen musste. Ein besonderer Anblick im Sommer war unsere Wäscheleine im Garten. Meine Eltern haben das große Glück viel Garten zu besitzen. Mein handwerklich begabter Papa baute alles für seine geliebte Frau, die er bis heute "meine Maus" nennt. Die Wäscheleine muss das Highlight für die Nachbarschaft gewesen sein, denn sie ähnelte einem Verwundeten Lager. Meine Mutter wusch rund fünfzehn durchblutete Mullbinden am Tag und hängte sie sauber auf. Wir konnten die verschiedenen Cremes, Salben, Öle und Tinkturen nicht mehr zählen. Da ich keine Freunde hatte, nutzte ich die Zeit zu Hause und schrieb alle auf. Wenn vorhanden, studierte ich die Beipackzettel.

„Eigentlich verwunderlich, Frau Becker, dass ich keine Apothekerin geworden bin, oder was meinen Sie?" Die nette Dame tippt weiter in ihren Laptop, ohne eine Miene zu verziehen. Ich höre nur das "tipp, tipptopp, tip, tipppp" auf der Tastatur. Ich atme tief ein und aus und bemerke, dass ich nun relativ entspannt bin. Klar, es geht ja auch noch nicht ans Eingemachte; das hier ist erstmal alles Kindergeburtstag.

„Frau Procher, ich kann nur im Entferntesten erahnen, wie sie sich als Kind gefühlt haben müssen. Ich selbst habe eine Tochter mit derselben Problematik. Mittlerweile haben wir ihre Neurodermitis gut im Griff, was auch daran liegt, dass die Medizin heute viel weiter ist als in den 70er Jahren." Wir schauen uns an. Seit diesem Moment hat sich die Energie im Raum geändert. Zum ersten Mal habe ich das Gefühl, dass sie mich nicht nur als Fall, sondern auch als Mensch sieht. Als Kind kannte ich dieses Gefühl nicht, denn durch das permanente Kratzen entwickelten sich andere Körpersymptome. Ich sah nicht gesund aus, und ich war es auch nicht. Meine Fingernägel sind nie richtig gewachsen, bis heute nicht. Ich habe sie mir auf meiner eigenen Haut abgewetzt, sodass sie nie das normale Wachstum kannten.

Ebenso hatte ich keine Augenbrauen, denn sämtliche Behaarung in meinem Gesicht war weggekratzt. Die Lippen sahen aus wie bei einer alten Frau mit spröden Rissen. Krusten und Eiter waren an meinen Lippen an der Tagesordnung. Eines Tages musste ich mal wieder ins Krankenhaus wegen eines Asthma-Anfalls. Ich hatte 'nur' für eine halbe Stunde im Garten gespielt. Mehr wollte ich nicht - nur im Garten spielen. Hätte ich es doch sein lassen und mich vor den Fernseher gesetzt. Da war ich wenigstens sicher. Hier passiert mir nichts. Ich weiß nicht, auf was mein Körper reagierte, aber später fand ich mich wieder im Krankenhaus.

Von diesem Aufenthalt brachte ich eine Infektion an meinen Händen mit. Mein Körper entwickelte binnen zwei Wochen Warzen auf meinen Handrücken. Man kann sich nur vorstellen, wie es ist, mit Neurodermitis Warzen zu besitzen. Innerhalb weniger Wochen bildeten sich unzählige davon. Durch das Kratzen vervielfältigten sie sich rasant. Bei einhundert habe ich aufgehört zu zählen, das weiß ich noch.

Regelmäßig musste ich in sämtlichen Tinkturen und Balsambädern in die Badewanne gehen. Es war die Hölle für meine Haut. Das Badewannenwasser durfte niemals unter zweiundvierzig Grad sein. Es war angenehmer, sich die Haut zu verbrennen, als das Wasser auf den offenen Wunden zu spüren. Ich habe so viel geweint als Kind. Diese körperlichen und psychischen Qualen verstand ich nicht. Warum wehrt sich mein Körper so? Ich möchte doch einfach nur ein normales Leben. Wie die anderen Kinder, die ich immer aus meinem Fenster auf der Straße gesehen habe. Sie hatten kurze Kleider an. Der Wind auf ihrer Haut schien sie gar nicht zu verletzen. Sie konnten barfuß im Gras spazieren gehen, lachten und waren fröhlich. Ich war sehr traurig darüber. Denn barfuß wäre für mich undenkbar gewesen. Ich trug immer Socken, die sich mit den ganzen Fasern in meiner Haut festgesetzt hatten. Einmal, so werde ich es nie vergessen, musste ich mal wieder in die Badewanne und konnte die Socken nicht von meiner Haut lösen. Sie waren so mit meiner Haut verschmolzen, dass ich sie mit einem festen Ruck zur Hälfte auseinandergerissen habe. Die eine Hälfte in meiner Hand, die andere Hälfte weiterhin an der Haut des Fußes. Mein Kind-Dasein spielte sich bis zu meiner Jugend mehr oder weniger zu Hause ab. Im Prinzip hätte mir eine Sauerstoff-Blase gutgetan, vielleicht hätte ich dann raus gekonnt.

Wenn ich mit meiner Mutter einkaufen war, verstand ich, wie 'anders' ich aussehen musste. Die Menschen nahmen Abstand von mir. Sobald wir an der Supermarktkasse standen, hatten wir immer viel Platz um mich herum. Die anderen Menschen schauten mich und meine Mutter immer an. Es war eine Mischung aus 'Oh Gott, was hat das Kind bloß?', 'Igitt, ist das ansteckend?', 'Ist es ins Feuer gefallen?'. Uns sprach keiner an. Entweder waren die Menschen schockiert oder starr vor Mitleid. Da meine Arme und Hände sowie mein Hals immer in Mullbinden eingewickelt waren, habe ich mich auch niemals getraut, auf Menschen zuzugehen, geschweige denn sie anzusprechen. Somit entwickelte sich eine Scheu, eine Ängstlichkeit gegenüber der ganzen Menschheit. Sie hatten sowieso Angst vor mir, warum sollte ich dann auch auf sie zugehen.

Eines Tages, ich war schätzungsweise fünf Jahre alt, sagte meine Mutter zu mir, dass ich lernen müsse, selbst an der Kasse zu bezahlen. Wir gingen in eine Drogerie, und ich durfte mir etwas aussuchen. Ich entschied mich für einen neuen Haarreif, denn meine braunen Haare gingen mir bis tief in den Rücken. Ich freute mich darauf, der Menschheit zu zeigen, dass ich auch groß bin und selbst bezahlen kann. Stolz gehe ich zur Kasse und beobachte das Geschehen. An der Kasse sitzt eine ältere Dame in einem weißen Kittel, der Schriftzug der Drogerie schmückt ihre rechte Brustseite. Ich kann kaum über das Band schauen, auf dem die Produkte liegen, aber ich beobachte alles ganz genau. Vor mir ist eine ältere Dame mit einem kleinen Einkaufswagen. Sie legt ihren Einkauf auf das Band und unterhält sich anregend mit der netten Dame an der Kasse. Die beiden sprechen sich mit 'Sie' an, daher scheinen sie sich nicht zu kennen. Ich freue mich sehr darauf, auch gleich an der Reihe zu sein und meinen Haarreif bezahlen zu können. "Gleich geht es los", sage ich aufgeregt zu meiner Mama. Diese hebt die Augenbrauen und lächelt mich freudig an. Die ältere Dame packt ihren Einkauf in ihre Tasche, bezahlt und verabschiedet sich freundlich. Jetzt ist mein erstes Mal, dass ich selbst bezahlen darf. Meine Augen werden größer, als das Band mit meinem Haarreif nach vorne in Richtung Kassiererin fährt. Wann es wohl stoppt? Was ist, wenn es nicht stoppt? Wo fährt dann mein Haarreif hin? Fällt er dann vorne runter? Eigentlich würde ich mich gerne auf das Band setzen. Während ich mich mit diesen Fragen beschäftige, gibt mir meine Mama von hinten einen leichten Schubs in den Rücken und sagt: "Alexandra, du bist dran". Leicht verdutzt gehe ich nach vorne und lächle sanftmütig die Dame an der Kasse an, während sie meinen Haarreif in die Hand nimmt und das Preisschild entfernt. Sie schaut über ihre Brille, tippt den Preis in die Kasse und sagt laut: "1,50 DM bitte". In meiner rechten Hand halte ich das Geld und strecke meine mit Mullbinden verpackte Hand auf Zehenspitzen Richtung der Dame aus. Ich schaue sie an, sie erstarrt beim Blick auf meine Hand. Es geht in diesem Moment nicht weiter. Die Kassiererin nimmt mir das Geld nicht aus der Hand, und ich weiß nicht, wie es weitergeht. In diesem Moment tut es mir weh. In meinem Herzen. Ich spüre einen tiefen Schmerz aus meinem Inneren. Warum nimmt sie denn das Geld nicht? Nach ca. 7 Sekunden schaut die Dame mich an und sagt: "Leg' bitte dein Geld auf das Band, Kleine". Das mache ich. Ich schaue zu meiner Mutter, meine Mutter schaut die Kassiererin an. Es war eine seltsame Situation, und ich merke, dass mir die Tränen in die Augen steigen.

Ich habe verstanden, dass sie sich vor mir ekelt und stelle mich wieder auf meine Fußballen zurück. Ich bin traurig und fühle mich unglaublich allein und ausgesetzt. Die Kassiererin schiebt meinen Haarreif weiter auf das Band, sodass er nach vorne fährt. Das Rückgeld gibt sie meiner Mutter in die Hand. Es geschieht noch ein kleiner Schlagabtausch mit meiner Mutter und der Kassiererin, aber das habe ich nicht mehr wahrgenommen. In diese Drogerie sind wir auch nie wieder gegangen. Wir gehen nach Hause. Ich bin am Boden zerstört und zutiefst gekränkt. Es ist unglaublich, wie man einem Kind in wenigen Sekunden seinen Mut und seine Selbständigkeit zerstören kann.

Mit Sicherheit war dies ein weiterer Moment in meiner Kindheit. Er zeigte mir: Ich bin anders - verletzt und einsam! Es dauerte viele Jahre, bis ich dieses Erlebnis an der Drogerie-Kasse verarbeitet hatte. Es sollte ganze zehn Jahre dauern, bis ich es schaffte, meine erste Flasche Sekt mit fünfzehn Jahren allein zu bezahlen.

Was dann folgte, waren fünfundzwanzig Jahre täglicher Alkoholkonsum. Ich muss zugeben, es war eine mega geile Zeit und ich möchte sie nicht missen. Es waren die 90er, wo wir Jugendliche auf Spielplätzen gammelten und abends in die Kneipen oder Discos gingen. Wer in dieser Zeit aufgewachsen ist, weiß, dass man nie allein war. Zu Hause gab es noch kein Internet, und das Leben fand vor der Tür statt. Wenn man zu Hause wegen Hausarrest bleiben musste, blockierte man den ganzen Tag das Haustelefon, um mit Freunden zu sprechen. Das waren schöne Zeiten. Sie waren frei, ungeniert und losgelöst. Wir hatten das Gefühl, die Welt zu verändern.

Das Wichtigste: Ich war niemals allein. Ständig suchte ich Kontakt zu anderen Leuten, und das gelang mir perfekt. In meiner Jugend war ich nach der Schule bis abends mit meiner Clique unterwegs. Während meiner Ausbildungszeit fand ich neue coole Leute, mit denen ich viel unternahm. Natürlich war der Alkohol dabei. Er machte mich frei, lustig und ungeniert. Das Gefühl, anders und auffälliger auszusehen als andere Menschen, trank ich einfach weg. Mit dem Alkohol wurde ich locker, ungeniert und konnte alle Hemmungen fallen lassen.

Ich hatte kein ungutes Gefühl in mir, wenn ich trank. Ganz im Gegenteil. Alkohol ließ mich zu der Person werden, die ich eigentlich war. Lustig und charmant. Ich handelte einfach aus meinem Inneren heraus und es gab keine Schüchternheit. Im Gegenteil: Dort, wo ich war, war der Saal gefüllt. Immer am Lachen, Spaß machen, gute Laune verbreiten, Witze erzählen und Spiele spielen. Das war ich!

Dass ich nach einigen Jahren schon ab dem frühen Nachmittag Alkohol zu mir nahm, bemerkte anfangs niemand. So kam es, dass Alkohol mein ständiger Begleiter wurde. Bis zum Alter von dreißig Jahren war das auch alles noch lustig. Erst dann schlich sich langsam ein, dass ich ein großes Problem hatte. Doch süchtige Menschen denken immer, dass sie es schaffen, sofort aufzuhören, wenn es sein muss. Dem war aber schon lange nicht mehr so. Als dann noch einige private Themen und Probleme in meinem Leben auftauchten, die ich nicht mehr bewältigen konnte, wurde der Alkoholkonsum ebenfalls mehr.

Mit dreißig Jahren zeigte mir mein Körper bereits morgens, dass ich Alkohol brauchte, um zu funktionieren. Ich war bereits ein Spiegeltrinker geworden. Ein Spiegeltrinker benötigt seinen Alkoholspiegel, um überhaupt im Leben funktionieren zu können. Wenn der Spiegel sinkt, begibt sich der Mensch in lebensbedrohliche Situationen. Der Körper war bereits so abhängig vom Alkohol, dass er ohne einen gewissen Pegel nicht mehr funktionieren konnte. Mein Pegel lag zu dieser Zeit bei über zwei Promille und meine Seele flüsterte mir leise zu:

„Die längste Reise, die du je antreten wirst, ist die Reise zu dir selbst"

2. Hubschrauber im Kopf

Seit fünf Jahren habe ich die Kontrolle über fast alle Elemente meines Lebens verloren. Ich quäle mich durch die Tage und Nächte, in der Hoffnung, dass alles bald ein Ende hat. Welchen Ausgang es nimmt, ist mir fast egal. Aus meiner Sucht komme ich schon lange nicht mehr alleine raus. Ich bin am Boden. Alles dreht sich nur noch um Alkohol. Gesunder und erholsamer Schlaf ist seit vielen Jahren nicht mehr möglich. Alle vier Stunden habe ich einen Alkoholentzug. Ich bin aufgedunsen, obwohl ich seit Monaten kaum mehr etwas essen kann. Wenn eine Cocktailtomate und zwei Kekse am Tag in meinem Körper bleiben, bin ich dankbar. Mein Hauptnahrungsmittel ist Bier, das ich mir reinzwängen muss, um nicht umzufallen. In meinem ganzen Haus gibt es Verstecke für den Alkohol.

Seit drei Wochen geht es mir viel schlechter. Ich spüre Veränderungen in mir, um mich herum. Mein Blutdruck ist extrem hoch, besonders wenn der Pegel sinkt. Mein Körper ist vergiftet und wehrt sich gegen den Alkohol. Aber gleichzeitig braucht er ihn, um zu überleben. Ich muss immer wieder erbrechen, kann es aber nicht ausspucken, weil mein Körper den Alkohol benötigt. Es ist ein Elend und ich werde bald das Bewusstsein verlieren. Ein gesunder Mensch kann sich die Qualen eines Suchtkranken nicht vorstellen. Alle vier Stunden beginnt der Entzug bei mir von vorne, mit Blitzen im Kopf. Schweiß auf der Stirn, Erbrechen, Blut und Gallenwasser sind die tägliche Norm. Ich bin am Ende und kann nicht mehr. Ich gebe auf. Der Kreislauf sackt ab. Die Kontrolle über meinen Körper ist fast weg. Ich kann keine richtigen Wörter mehr benutzen. Ich bin hochgradig vergiftet.

Am 1. Februar stehe ich am Fenster, falte die Hände zusammen und weine: "Lieber Gott, ich kann nicht mehr. Bitte helfe mir!" Dieser Satz bleibt mir für immer. Er kommt aus meiner tiefsten Not. Als Kind habe ich ab und zu mit Gott gesprochen und war in der Kommunion. Mit der Jugendzeit geriet das in den Hintergrund. Aber jetzt brauche ich ihn mehr denn je. Etwas ist nicht in Ordnung. Ich weine, schreie, übergebe mich. Dann lege ich mich für eine Stunde hin und wache wieder mit Gehirnschlägen auf. Die nächsten Schlucke Bier müssen in den Körper gezwängt werden.

Plötzlich höre ich ein Geräusch. Ein Hubschrauber scheint nah über meinem Haus zu fliegen. Ich schaue aus dem Fenster, aber sehe ihn nicht. Das Geräusch verschwindet nicht. Etwas stimmt nicht. Das Hubschraubergeräusch entsteht in mir, in meinem Kopf. Oh mein Gott!!! Panisch rufe ich meinen besten Freund Marvin an und stammele ins Telefon, dass er bitte zu mir kommen soll. Mit mir sei etwas nicht in Ordnung. Mein bester Freund kommt zu mir. Es dauert exakt drei Stunden, bis ich freiwillig das erste Mal in meinem Leben mit dem Taxi in die Entgiftungsstation fahre. Wenn Marvin nicht zu mir gekommen wäre, würde ich diese Zeilen nicht mehr schreiben. Dafür bin ich ihm mein Leben lang zutiefst dankbar.

Mit einem Hubschraubergeräusch im Kopf und dem Gefühl, dass sich jetzt absolut alles ändern wird, steige ich aus dem Taxi. Seit fünfundzwanzig Jahren trinke ich täglich und nächtlich Alkohol in Exzessen. Aber nun kann ich sagen: "Rien ne va plus - nichts geht mehr". Eine ungeheure Angst, die ich nicht beschreiben kann, überkommt mich. Es ist die Angst des Todes, des Loslassens, mich selbst zu verlieren. Denn ich weiß gar nicht, wer ich in Wirklichkeit bin. Wer bin ich ohne Alkohol? Werde ich es überleben? Was geschieht mit mir, wenn ich meinen Pegel nicht mehr halten kann? Vielleicht schließe ich einfach meine Augen und wache nicht mehr auf.

Verzweiflung, Panik, Todesangst und ABSOLUT ALLEINE! Das sind die Gefühle in mir, die sich abwechseln. Ich fühle nur eins: Ich ergebe mich! Da ich nicht in der Lage bin, dem Taxifahrer Geld zu geben, übernimmt Marvin diese Geste. Wir gehen in die Klinik. Es schreit in mir: 'Geh' nicht rein, du weißt nicht, was dich erwartet. Geh' einfach zum nächsten Kiosk, die naheliegende Kneipe oder zur Tankstelle um die Ecke und trinke etwas. Dann wird es dir wieder besser gehen'. Aber es geht nicht. Ich habe keine Kraft mehr in meinem Körper und werde gleich umfallen.

Etwas ist in diesem Moment stärker als meine Sucht, die meinen Körper und meinen Geist zerfressen hat. Marvin stützt mich und wir gehen Arm in Arm in die Empfangshalle der Entzugsklinik, um mich anzumelden. Die Dame bittet uns, in den zweiten Stock zu gehen. Dort wird man sich um mich kümmern. "Marvin, ich will das hier alles nicht, habe so Angst", sage ich zu ihm. Er umarmt mich ganz fest und sagt: "Du bist so stark meine Kleine, du schaffst alles, was du willst". In diesem Moment kommen so viele Emotionen in mir hoch und ich muss mich sofort hinknien. Starke Übelkeit, Gleichgewichtsprobleme, Herzrasen, Juckreiz am ganzen Körper - all das ist mir egal. Verdammt nochmal, ich brauche Alkohol, sonst sterbe ich!

Wir gehen in ein kleines Untersuchungszimmer und der behandelnde Arzt kommt. Ein netter junger Mann, sehr vertrauenswürdig und sanft. Er beruhigt mich und sagt: "Sie sind hier in guten Händen und schauen Sie mal hinter mich durch die Glastür. Sie sind nicht alleine mit ihrem Thema. Es gibt viele Menschen hier bei uns, denen es genauso geht wie Ihnen. Seit wann trinken Sie denn?" Ich starre auf den Klinikboden und antworte: "Seit fünfundzwanzig Jahren". "Na dafür sehen Sie aber noch richtig gut aus, Frau Procher".

Ich hebe - wie ferngesteuert - meinen Kopf nach oben, lächle ihn an und sage: "Danke für das Kompliment, was wollen Sie trinken?" In diesem Moment rollt mir eine Träne über die Wange und ich weiß sofort, dass sich ALLES ändern wird. Mit einem Mal überkommt mich eine Stille. Eine nicht beschreibbare Ruhe. Silentium. Eine Abwesenheit jeglichen Geräusches. Kein Gedanke, kein Körpergefühl, alles ist ruhig in mir. Zumindest habe ich keinen bewussten Geist mehr in mir, der mich überlegen, handeln, denken oder analysieren lässt. Der Arzt nimmt Blut ab und zeigt mir kurz darauf mein neues Quartier. "Um sie zu stabilisieren, werden sie zwei Wochen bei uns bleiben. Kommen sie erstmal hier an und akklimatisieren sie sich. Der Pfleger kommt in den nächsten Minuten vorbei, um Ihnen die Medikamente zu geben, die Sie benötigen." Ich stehe ruhig auf und gehe mit Marvin und dem Arzt in mein Zimmer.

Der Arzt sagt: "Wir haben momentan viel zu tun und einige Notfälle sind in den letzten Stunden mit ihnen angekommen. Unter anderem sie, und wir sind leicht überfordert. Sie bekommen ein Einzelzimmer, allerdings ist das eine umgebaute Kammer. Ich hoffe, sie fühlen sich trotzdem wohl und können sich erholen." Die Tür öffnet sich und ich trete in ein 25 qm^2 kleines Zimmer. Es ist in einer sanften Mint Farbe gestrichen. Vor dem Fenster sind Gitter. Erschreckend. Der Arzt sagt: "Sie sind in der geschlossenen Psychiatrie, Frau Procher. Die Gitter sind notwendig, da wir einige suizidgefährdete Patienten haben."

Mir ist alles egal. Ich bin leer. Meine Persönlichkeit existiert nicht mehr. Wie ein Schatten meiner selbst begutachte ich den Raum ohne Bewertung. Alles ist. Alles ist gut. Alles ist gut, so wie es ist. Es ist eine Sackgasse ohne Wendemöglichkeit und ich nehme alles an, was ist. Absolute Hingabe. Marvin setzt sich auf das Bett, nimmt mich in den Arm und sagt, dass er jetzt geht. Ich sei hier bestens versorgt und er kommt mich morgen wieder besuchen. Auch das ist gut. Wie gesagt, ich nehme alles an. Diese Stille in mir ist befremdlich, aber unbeschreiblich beruhigend. Aus heutiger Sicht weiß ich, dass meine Seele die Führung übernommen hat. Meine Persönlichkeit ist seit der Blutabnahme beiseite gerutscht und hat ihr den Vortritt gelassen. Diese Stille... endlich! Endlich herrscht Stille... seit so vielen Jahren!

Nicht jeder glaubt an einen bestimmten Gott, aber die meisten vertrauen auf eine intelligente Macht, die das Leben bewegt. Vielleicht ist es einer der ersten Schritte in ein bewusstes Leben und in die Einsicht, dass das Leben sinnvoller ist, wenn wir im Einklang mit dieser unsichtbaren Ordnung sind. Egal ob wir diese Bestimmung Gott, Allah, Tao, Jehova oder Universum nennen. Ich glaube:

„Wenn die Persönlichkeit demütig beiseite geht, übernimmt eine höhere Kraft die Führung"

3. Nahtoderfahrung

Tag drei auf der Entgiftungsstation. Mehr als liegen kann ich nicht. Ich soll viel trinken wegen der ganzen Medikamente, die ich nehmen muss. Da ich schon so viele Jahre Alkohol trinke, muss man sehen, wie der Körper und das Nervensystem auf die Entgiftung reagieren. Regelmäßig kommt ein Pfleger zu mir ins Zimmer, um meinen Blutdruck zu messen. Der Puls ist hoch und ich muss blutdrucksenkende Mittel nehmen. Zudem erhalte ich verschiedene Medikamente und Spritzen, um einen Krampfanfall zu verhindern. Es gibt keine Zeit, keinen Raum. Ich bin. Weder Gedanken noch Bewertungen laufen in mir ab. Aus dem Bett kann ich nicht aufstehen, nur wenn ich auf Toilette muss, die glücklicherweise bei mir im Zimmer ist. Ich liege wie komatös in meinem Bett. In mir herrscht seit drei Tagen eine immense Stille und Frieden. Der Pfleger kommt in diesen drei Tagen in regelmäßigen Abständen. Wenn die Tür aufgeht, bemerke ich dies, weil das Licht des Krankenhauses in mein Gesicht strahlt. Ich kann nicht reagieren, aufstehen oder ihn begrüßen. Ich liege einfach nur im Bett.

Der Pfleger zieht seine Latexhandschuhe an. Er holt eine Tablette aus seinem Kittel, die für mich gedacht ist, und schiebt sie mir sanft in den Mund. Ich danke ihm innerlich für diese Geste, kann mich aber weder bewegen noch antworten. Mein Geist ist woanders. Mein Bewusstsein ist nicht in diesem Raum und in dieser Zeit. Die wundervolle und friedliche Stille bleibt. Einfach nur sein! Es ist ein Zustand völliger Einheit und tiefer Zufriedenheit. Ich vertraue, aber keiner Person, sondern einer Kraft.

Schwach bemerke ich, dass mein Bewusstsein in andere Sphären wandelt. Eine Reise beginnt, auf die ich mich einlasse. Alles in mir ist in absoluter Aufnahmefähigkeit, während mein physischer Körper sich nicht bewegen kann. Alles findet inmitten meiner beiden Augen statt. Alles, was ich sehe und fühle, kommt von dort. Dort kann ich zugleich sehen und fühlen. Mein Geist geht auf Wanderschaft, und ich darf zuschauen, was er mir zeigt. Gleichzeitig durchflutet mich eine noch nie dagewesene Vertrautheit, eine Wärme und Liebe von unvergleichbarem Wert. Ich vertraue auf allen Ebenen. Wehren kann und möchte ich mich nicht. Alles wird weit in meinem Geist und er dehnt sich aus. Eine grenzenlose Unendlichkeit unüberschaubarer Ferne breitet sich aus. Farben und Formen zeigen sich. Wellen und Frequenzen in nicht beschreibbaren Aspekten durchfahre ich mit allem Sein. Ich bin mir dessen bewusst, dass mein Körper in dieser Entgiftungsstation liegt, aber ich begebe mich auf eine andere Reise. Ein goldenes, lichtdurchflutetes Strahlen entfacht sich inmitten meiner Augen. Ich fühle eine göttliche Liebe, die alles in mir durchdringt. Jede Zelle in meinem Körper. Ich fühle, dass ich mich bereithalten darf, um "zuzuhören". Ich gebe mich diesem Prozess hin und vertraue auf allen Ebenen. Eine unglaublich mächtige Kraft aus Liebe bewegt sich sanft auf mich zu. Ich darf einfach annehmen, was nun geschieht.

Die folgenden Worte kommen aus einer nie dagewesenen Intimität und einer inneren Kraft, aber auch gleichzeitiger Ferne zu mir:

"Als gefallener Engel auf dem Boden sind deine Flügel weit gestutzt. Du hast nun die Möglichkeit, dich zu entscheiden, ob du auf dem Planeten Erde leben oder nach Hause kommen möchtest. Mit vielen Räten, Lichtwesen, Familienmitgliedern und hohen Priestern wird in Einwilligung mit deiner Seele und deiner Lebensenergie entschieden, für welche Reise du dich entscheidest. Es ist die Entscheidung von vielen in Gemeinsamkeit mit dem höheren Plan und deiner unsterblichen Seele. In dieser vermeintlichen Zeit, wo dein Leibeskörper im Krankenhaus liegt, bist du sehr oft zu Hause mit deinem Geist. Von hier holst du deine Lebensenergie. Du würdest es ohne die Reisen in die Heimatdimensionen nicht schaffen. Deshalb bist du mehr auf deiner seelischen Ebene als in deinem rationalen Verstand. Dein Leibeskörper braucht Ruhe und

Erholung. Ihr seid niemals getrennt. Von hier aus wird alles in deinem zukünftigen Plan neu geschrieben. Jede Möglichkeit kann nun in diesem Moment in Betracht gezogen werden".

Gegenwärtig werden alle Seelen aus meinem menschlichen Umfeld einbezogen. Sie treffen energetisch ein. Ich kann sie nicht als physische Menschen wahrnehmen, nur als Licht und tiefe Wahrheit. Vor meinem inneren Auge sehe ich, wie alle Situationen in meiner zukünftigen Lebenslinie berücksichtigt werden. Jede Möglichkeit ist gegeben und ich kann mich entscheiden. Alle Bilder und Geschehnisse finden gleichzeitig statt, aber ich weiß, in welcher Zeit. Zeit existiert hier nicht, alles findet jetzt statt. Ob ich in dieser wunderschönen Stille des unendlichen Friedens bleibe oder zurückkehre, liegt in meiner Entscheidung. Ich höre wieder die 'Stimme', die mir sagt:

"Jeder Mensch hat seinen freien Willen in jedem Moment. Es ist ein göttliches Geschenk. Dein Wille entscheidet in jedem Jetzt. Alles ist möglich. Bleiben oder gehen. Von welchem Standpunkt auch immer du dies betrachtest."

Jede Chance wird besprochen, in Erwägung gezogen und energetisch durchgespielt. Mit allen Konsequenzen für jeden Beteiligten. Es ist wie ein Film, den ich beobachte, aber nicht fühle. Es geht um den höheren Plan und das Geschehen in meinem Umfeld. Entscheide ich mich für das menschliche Sterben, wird das Veränderungen bringen. Für meine Eltern, meinen Sohn und alle, die ich noch kennenlernen werde. Auch ändere ich die Zeitlinie, wenn ich mich entscheide, als Alexandra auf die Erde zurückzukehren. Dann wird es dunkel. Nicht dunkel im Sinne von Licht, sondern dunkel, weil keine Informationen mehr kommen. Ich nehme nichts mehr wahr, aber trage weiterhin dieses vertrauensvolle göttliche Vertrauen in mir.

Zack! Mit einem Hauch bin ich wieder zurück mit meinem Bewusstsein im Krankenhausbett. Ich kann noch nicht einordnen, was und wo etwas mit mir geschah, aber eins weiß ich: ICH WILL LEBEN!!! Zart versuche ich, mich zu bewegen und die Augen zu öffnen. Ich frage mich, was ich gerade erlebt habe und ob ich es geträumt habe. Ich setze mich auf der Bettkante und die Stimme sagt zu mir:

"Du willst leben. Also wird mit dir eine Transformation geschehen. Du wirst zu einer tiefgreifenden Heilerin werden. Für dich selbst und andere Menschen. Alle deine Zellen, deine Struktur auf physischer und energetischer Ebene, werden umprogrammiert und reanimiert. Die dunklen Zellen, die von deiner ursprünglichen lichtvollen Struktur abgewichen sind,

werden auf Heilung und Liebe programmiert. Du er-
hältst das Wissen der göttlichen Qualität. Nur deine
absolute Hingabe und das Gestalten deines zukünfti-
gen Weges ermöglichen es dir, zurückzukommen. Du
wirst in der Lage sein, deine wahrhaftige Essenz zu le-
ben und deine eigenen Heilungsprozesse zu durchlau-
fen. Dann wirst du sie an andere weitergeben. Es be-
darf eines tiefen, intensiven und für dich auf
menschlicher Ebene harten Prozesses, der sich seit-
dem JETZT durch deine Entscheidung einstellt. Diese
Prozesse werden allumfassend sein und dir und dei-
nem nahen Umfeld dienen. Auch weitläufige Men-
schen in deiner Umgebung und einmalige Begegnun-
gen werden dein Licht empfangen und in ihr Umfeld
übertragen. Du wirst sie begleiten, um ihre Sorgen
und Ängste zu verstehen. So können sie - wie du - in
ihre Seele blicken und heilen. Du bist ein gebrochener
Engel, der wieder fliegen lernt. In diesem Moment
wirst du spüren, wie alles zusammenhängt. Dein Weg
ist immer das Licht und die Liebe. Alles transformiert
sich im Jetzt neu für deine komplette Heilung. Sei ge-
duldig mit dir und höre auf die Stimme, die du jetzt
wahrnimmst. Sie wird dich immer in die absolute Ver-
bundenheit führen. Gebrochene Engel sind stärker,
wenn sie zurückkehren. Sie besitzen eine universelle
Kraft des Umbruchs. Nicht jeder entscheidet sich für
ein Zurück. Nur die stärksten und mutigsten Seelen
kehren mit diesen Kräften zurück".

Ich lege mich in einen tiefen Schlaf mit dem Wissen, dass ich das erste Mal mit meiner Seele in Kontakt getreten bin. Dies war der absolute Wendepunkt. Das ist der erste Tag vom Rest meines Lebens. Der Weg in meine Freiheit bedarf einer Entscheidung, und jede Entscheidung bedeutet einen Sprung ins Ungewisse. Aber ich springe, denn ich vertraue darauf, dass mich eine höhere Kraft auffängt.

Mit jedem Tag geht es mir besser. Mein Blutdruck reguliert sich und ich werde mir bewusst, welches Geschenk ich erhalten habe. Nach meiner Entgiftung gehe ich für vier Monate in eine Langzeittherapie. Diese Zeit ist eine grandiose und transformierende Erfahrung. In der Langzeittherapie habe ich wertvolle Erfahrungen gemacht und Menschen kennengelernt, die mir zeigten, wer ich wirklich bin. Ich glaube, dass jeder Mensch etwas durchmachen muss, das ihn zur absoluten Hingabe zwingt, um herauszufinden, wer er wirklich ist. Dann geschieht folgendes:

„Je weiter du mit deiner Stille heraus gehst, desto näher bist du bei dir selbst"

4. Schlüsselmoment

Es ist erst zehn Monate her, dass ich mein altes Leben hinter mir ließ. Nun habe ich herausgefunden, WER ICH WIRKLICH BIN! Ich muss heimlich lachen. Manchmal fühle ich mich wie ein Teenie, der sich selbst findet und gespannt ist, was in ihm steckt. Ich bin voller Demut und Dankbarkeit gegenüber mir selbst und meinem Leben. Denn ich weiß, dass ich mich auch anders hätte entscheiden können. Dieses Bewusstsein, dass ich mein Leben jederzeit von Grund auf ändern kann, begleitet mich seitdem immer. Ich habe es selbst erlebt. In meiner Playlist höre ich Songs, die mich die letzten Monate in meiner Langzeittherapie begleitet haben. „Ach, das war schon eine geile Zeit", hörte ich mich selbst denken. Ich habe in der Klinik viele interessante und tolle Menschen kennengelernt. Sie alle haben eines gemeinsam: eine gewisse Sucht. Ob Alkohol, Drogen, Sex oder eine extreme Arbeitsweise – die Wurzel ist das gleiche: Wir sind alle auf der Suche. Auf der Suche nach Erfüllung, Liebe oder Anerkennung. Das Gefühl, dass etwas fehlt, und der Drang, es anders zu füllen. Aber es gab etwas, das alle Menschen in der Klinik gemeinsam hatten: herzensgute Seelen, zumindest die, mit denen ich mich umgeben habe.

Alle Mitpatienten der letzten Wochen gehen mir durch den Kopf, und ich muss lächeln. Da war zum Beispiel Michel, mein „großer Bruder". Ein absoluter Freiheitsmensch, der sich von niemandem etwas sagen lässt – selbst von seiner Therapeutin nicht. Das führte dazu, dass er die Gruppe verlassen musste, aber das scherte ihn nicht. Auf Michel konnte ich mich immer verlassen. Er hat auf mich aufgepasst, denn ich war ja schließlich seine kleine Schwester. Mit Michel hatte ich sehr tiefsinnige Gespräche. Wir sprachen über Gott, die Welt und das Universum. Unsere Unterhaltungen gingen weit über den menschlichen Verstand hinaus. Wir vertraten beide die Ansicht, dass es noch vieles mehr gibt, als wir erahnen können. Ach, wie recht wir doch hatten. Aber dass ich dies in ein paar Wochen selbst erfahren werde, wusste ich damals noch nicht.

„Nächster Halt Friedrichsdorf... Endstation... bitte alle aussteigen, der Zug endet dort", hörte ich dumpf aus dem Lautsprecher. Aus meinen Gedanken herausgerissen stelle ich fest, dass ich bereits fünfzehn Stationen gefahren bin. Ich schaue auf die Uhr. Oh, der Zug hat Verspätung. Jetzt muss ich mich beeilen, um rechtzeitig zur Therapie zu kommen.

Meine ehemalige Klinik befindet sich inmitten einer Altstadt. Einst war es ein Hotel, aber in den 90er

Jahren wurde es zur psychosomatischen Klinik umgebaut. Von der S-Bahn muss ich noch zehn Minuten laufen, um dort anzukommen. Vor dem Klinikgelände stehen schon ,alte Bekannte' in der Raucherecke. Sie kamen in die Klinik, als ich schon fast fertig war. Ich freue mich, sie zu sehen, husche an ihnen vorbei und sage, dass ich mich beeilen muss, da ich schon zu spät dran bin. Wie immer.

Schneller als meine kurzen Beine mich tragen können, flitze ich durch die Drehtür, hebe meine Hand Richtung Rezeption und sage: „Ich bin zur Nachsorge hier." Bevor die Dame an der Rezeption etwas erwidern kann, bin ich schon um die Ecke gebogen und auf dem Weg in den sechsten Stock. Selbstverständlich zu Fuß, denn ich habe nicht nur meine Sucht in diesem Gebäude gelassen, sondern auch zehn Kilo Körpergewicht.

Fünf Minuten zu spät, hechelnd aber strahlend über beide Wangen, betrete ich den Raum der Nachsorge. Alle sitzen schon im Kreis, außer einer Person. Diese kommt gerade zur Tür rein und sagt: „Guten Abend zusammen, es kann losgehen, bin da." Ich schaue in die Runde, wer alles da ist, und nehme auf einem freien Stuhl Platz. „Ach, Frau Procher, schön, dass Sie auch da sind. Wir haben schon auf Sie gewartet - wie jeden Montag." Ja, zugegeben, Pünktlichkeit ist nicht meine Stärke. Dafür punkte ich mit meinem Charme, wenn ich den Raum betrete. Die Nachsorge ist für mich eine wichtige Allianz. Hier bespreche ich wichtige Ereignisse rund um die Sucht mit den anderen ehemaligen Patienten und dem Therapeuten. Alles darf erwähnt werden. Besonders werden die Themen behandelt, die zu einem Rückfall führen könnten. Ehemalige Patienten haben die Möglichkeit, sich hier auszusprechen und persönliche Risiken und private Themen zu besprechen. Ich kann jedem Menschen absolut empfehlen, sich nach einer Langzeittherapie in die Nachsorge zu begeben. Denn nach der Therapie beginnt erst die eigentliche Arbeit im Alltag.

Ich stelle nach einer Minute fest, dass neben mir ein Stuhl leer ist. Markus fehlt. Mit Markus war ich in meiner Therapie zwar nicht befreundet, aber wir haben trotzdem mal das eine oder andere Schwätzchen gehalten. Er kommt aus meiner Nähe. Markus hat große Probleme mit seiner Homosexualität. Er hat sich erst kürzlich geoutet und seitdem steht sein ganzes Leben Kopf. Zudem war er schon sechsten Mal in Therapie. Das macht ihm sehr zu schaffen. Markus ist ein lieber Mensch. Er kann keinem etwas zu Leide tun und in mir ging immer mein Mutterherz auf. Am liebsten hätte ich ihm immer meine Schulter zum Anlehnen gegeben, aber Markus ist zehn Jahre älter als ich.

Ich frage in der Runde, wo Markus sei. Unser Therapeut berichtet uns, dass er einen schweren Rückfall hat und auf der Intensivstation liegt. Er hat über Tage und Nächte hinweg harten Alkohol getrunken. Als dieser leer war, konnte er sich nicht mehr aufraffen, um Nachschub zu holen. Aus der Not heraus trank er Rasierwasser und verätzte sich dadurch die Speiseröhre. Ich bin geschockt und unheimlich traurig. Sucht ist übel und zerstörerisch. Sie lässt dich zum Tier werden. Der Drang zu trinken ist so stark, dass man sich dessen bewusst ist, ein tödliches Gemisch zu trinken. Ich schenke ihm in meinen Gedanken viel Liebe und Gesundheit. Bis heute weiß ich nicht, ob er es überlebt hat, denn ich habe nie wieder etwas von Markus gehört.

Unser Therapeut nimmt es zum Anlass, uns gefühlt zum 100. Mal mitzuteilen, dass wir stets aufmerksam und bewusst mit unseren Gefühlen und Drängen umgehen dürfen. Er erzählt an diesem Abend viel vom Unterbewusstsein. Dort sitzen all unsere Ängste und Süchte und haben große Kraft. An diesem Abend bemerke ich, dass das Thema Unterbewusstsein mich unheimlich fasziniert. Es geht viel um die unbewussten Anteile in uns, die seit unserem ganzen Leben in uns gespeichert sind und den größten Anteil unserer Denkweisen und Handlungen ausmachen.

Der Therapeut steht sogar auf und präsentiert uns am Flipchart die bekannte Metapher des schwimmenden Eisbergs. Dabei sind neun Zehntel unter der Wasseroberfläche und das stellt das Unterbewusstsein dar. Lediglich ein Zehntel des schwimmenden Eisbergs ist sichtbar und das können wir uns als unser bewusstes Erleben vorstellen. Um zu erfahren, wie machtvoll das Unterbewusstsein ist, sollen wir uns vorstellen, dass der sichtbare Teil des Eisberges ständig Lust auf frisches Mineralwasser hat. Dies sei gesund für den Körper. Der nicht sichtbare Teil des Eisberges unter der Wasseroberfläche trinkt aber viel lieber Bier. Denn die Wirkung sei viel interessanter. Unser Therapeut dreht sich vom Flipchart um und fragt in die Runde: "Was glaubt ihr, für welches Getränk sich der Eisberg wohl entscheidet?" Ich antwortete prompt: "Natürlich wird der Eisberg sich für das Getränk entscheiden, wo der größere Teil hinmöchte. Denn hier liegt die Macht. Er wird sich für das Bier entscheiden."

Als ich das aussprach, veränderte sich etwas in mir. Ich war in diesem Moment klar und mir wurde schlagartig bewusst, welche Macht der unsichtbare Teil in mir hat. Der Therapeut legt seinen Stift in das Flipchart. Er fährt sich durch seine dunklen leicht gewellten Haare. Dann läuft er andächtig mit gesenktem und nachdenklichem Kopf zurück zu seinem

Stuhl. Die Runde schweigt. Ich weiß nicht, ob überhaupt noch jemand atmet. Man hätte eine Stecknadel fallen hören. Wir alle schauen ihn an und warten gebannt darauf, was er uns sagt. "Wisst ihr", fährt er fort "es spielt keine Rolle, ob der sichtbare Teil des Eisberges sich schon ein Wasserglas mit Eiswürfeln bereitgestellt hat. Oder ob er kurz vor dem Vertrocknen ist. All das hat für den größeren Teil - euer Unterbewusstsein - keinerlei Bedeutung. Es wird zum Bier greifen. Schenken wir Markus jetzt in diesem Moment alle unsere liebevollen Gedanken." Wir schweigen und verstehen eindrucksvoll die Macht des Unterbewusstseins und deren Führung.

Es ist für uns Menschen enorm wichtig, diesen Unterschied zu verstehen. Es gibt einen Teil in uns, der mächtiger ist als unser bewusstes Denken und Handeln. Er entscheidet aufgrund seiner Erfahrungen aus unserem gesamten Leben IMMER mit. Es ist von großer Bedeutung zu verstehen, dass bei Entscheidungen stets mehrere Komponenten eine Rolle spielen. Das Unterbewusstsein nimmt viel mehr Raum ein. Es besitzt einen riesengroßen Speicher all unserer individuellen Lebenserfahrungen. Und: Das Unterbewusstsein möchte uns immer schützen und bewahren. Es macht sich Sorgen um seinen Menschen und möchte lediglich vor schlechten Erfahrungen warnen und beschützen. Aber - und jetzt kommt das

Wichtigste: Das Unterbewusstsein handelt IMMER aus der Vergangenheit heraus! Es kann nicht unterscheiden, ob diese Situation real ist oder aus der Vergangenheit besteht.

Ein Beispiel: Nehmen wir an, es sitzen vier Menschen in einem Raum. Es ist Sommer und das Fenster ist gekippt. Plötzlich ertönt von draußen ein bellender Hund. Alle Teilnehmer im Raum können diesen Hund nicht sehen, lediglich hören sie ihn bellen. Bei allen vier Menschen werden nun in atomarer Schnelligkeit biochemische Prozesse in Gang gesetzt. Über das Ohr wird das Hundegebell aufgenommen und im Teil des Temporallappens im Gehirn verarbeitet. Blitzschnell werden alle Erinnerungen einer gleichen erlebten Situation, wie eine Art Fotos, durchgeblättert. Das Unterbewusstsein gibt biochemische Signale an den Körper weiter. Diese können wie folgt aussehen:

Person Eins denkt sich: "Ach der klingt ja süß, ich will ihn sofort knuddeln." Person Zwei fühlt: "Oh nein, der klingt ja genauso wie meine verstorbene Lulu. Ich bin so traurig." Person Drei spürt: "Bitte komme nicht in den Raum, ich habe doch eine starke Hundehaarallergie." Person Vier denkt daran, mit ihrem Hund wieder einmal zum Hundefrisör zu müssen. Alle vier Menschen nehmen dasselbe Geräusch wahr. Doch ihr Unterbewusstsein sendet jedem individuelle

Signale für das Denken und Handeln. Es ist schon kurz vor 21:30 Uhr. Der Therapeut fragt nochmal in die Runde, ob jemand noch etwas erzählen möchte. Ich bin an diesem Abend sehr ruhig und in mich gekehrt. Normalerweise habe ich immer einen flotten Spruch auf den Lippen und bringe Leichtigkeit in eine Runde. An diesem Abend ist das nicht so. Irgendetwas hat sich verändert. Ich kann es aber nicht genau benennen.

Plötzlich fällt mir etwas ein, was ich fragen möchte. Ich hebe meine Hand. Der Therapeut schaut mich an und nimmt mich dran. Ich sage in die Runde: "Ich weiß nicht, ob das jetzt passt, aber ich träume seit Wochen, dass ich immer wieder einen Rückfall habe. Das ist so real. Ich schwitze, bekomme Luftnot und Zitteranfälle im Traum. Wenn ich aufwache, fühle ich mich wie in einem Entzug. Mir ist schlecht, könnte schreien und heulen. Es dauert ewig, bis ich verstehe, dass es nur ein Traum ist. Selbst Stunden später bin ich noch fix und fertig. Warum träume ich immer denselben Traum? Ich bin doch stabil und abstinent. Das hat bestimmt etwas mit dem Unterbewusstsein zu tun, oder? Aber was will es mir sagen?". Der Therapeut hört aufmerksam zu und antwortet: "Das kann ich dir nicht genau sagen, Alexandra. Wenn du den Traum immer wieder in derselben Reihenfolge träumst, kannst du vielleicht mit Hypnose herausfinden, was dein Unterbewusstsein dir sagen möchte".

Hypnose? Seit diesem Abend hat sich meine Sicht auf das Unterbewusstsein komplett verändert. Und ein besonderes Wort hat sich mein Verstand gemerkt: HYPNOSE! Darüber will ich mehr erfahren, denn ich bin der Ansicht:

„Wer nicht will, findet Gründe. Wer wirklich will, finde Wege"

5. Verstand und Unterbewusstsein

Aus einem mir unerklärlichen Grund gehen mir die Worte des Therapeuten nicht aus dem Kopf. Was genau ist das Unterbewusstsein? Hat es tatsächlich so viel Einfluss auf mich, als ich es überhaupt erfassen kann? Wer oder was ist das "Ich", von dem ich rede? Sollte es einen so starken Anteil in mir geben, der meine Gedanken und Gefühle steuert und großen Einfluss auf mein Leben hat? Ist das Unterbewusstsein daran beteiligt, dass ich fünfundzwanzig Jahre stark alkoholkrank war?

Mit derselben Playlist im Ohr fahre ich in der S-Bahn zurück. Ich kann meine Gedanken nicht ordnen. Sie springen von einer Frage zur nächsten. Ich blicke aus dem Zugfenster, während es draußen dunkel ist. Plötzlich sehe ich mich selbst im Fenster spiegeln und stelle die Fragen meinem Spiegelbild. Aber ich erhalte auch Antworten. Wer gibt mir die ganze Zeit die Antworten? Ich bin doch nur eine Person. Ist das etwa mein Unterbewusstsein? Oder mein Verstand? Ich bin etwas verwirrt. Ich möchte dieser Ungewissheit auf die Spur kommen. Während der Zugfahrt beobachte ich akribisch meine Fragen und Antworten. Es ist schon spät am Abend. Ich habe das Zugabteil größtenteils für mich allein. Plötzlich bemerke ich eine andere Sichtweise auf meine Gedanken. Die Fragen und Antworten gehen nahtlos über. Wer oder was redet da in meinem Inneren? Ich frage mich, ob das Nachwirkungen meines exzessiven Lebens sein könnten. Man hört oft, dass Menschen neurologische Schäden durch exzessives Leben haben. Ich beobachte meine Gedanken noch genauer und bemerke nicht, an welchen Haltestellen wir vorbeifahren. Zum Glück muss ich bis zum Ende fahren. So mache ich mir keine Sorgen, spät am Abend irgendwo zu landen.

Ich betrachte mein Spiegelbild im Fenster. Ich schaue mich selbst neugierig und konzentriert an. Meine Augenbrauen kommen näher zusammen, es entsteht eine Falte zwischen ihnen. Was kommt jetzt? Zack, eine neue Frage. Ich halte inne und beobachte die Frage: "Warum sehe ich mit zusammengezogenen Augenbrauen aus wie mein Papa?". Eine andere Stimme antwortet: "Wieso wundert dich das? Du siehst doch aus wie dein Papa, nur untenrum nicht". Meine Augenbrauen entspannen sich wieder. Ich reiße meine Augen fragend nach oben. Ich neige den Kopf zur Seite wie ein hörender Hund. Es ist, als ob ich verstehe, dass diese Gespräche in meinem Kopf permanent stattfinden. "Das ist ja krass", sage ich zu mir selbst im leeren Zugabteil. Wie ich jetzt Selbstgespräche führe, könnte ich gleich zurück in die Klinik fahren. Gleichzeitig weiß ich, dass es mehrere Komponenten in mir gibt. Diese wägen Begebenheiten, Situationen und Möglichkeiten ab und geben Antworten. Es scheint, als ob es in uns Menschen eine Art Autopilot gibt, der uns lenkt.

Ich bin erstaunt. Über meine neue Erkenntnis. Über die vielen Stimmen und Entscheidungen in mir. Mit vierzig Jahren habe ich etwas Neues in mir entdeckt. Etwas, das sich mir noch nie richtig gezeigt hat. Ich muss lachen. Wie viele Personen bin ich in mir? Mögen sie mich alle? Hatte ich das schon immer so?

Diese Zugfahrt ist ein einschneidendes Erlebnis für mich. Ich weiß heute, dass es ein Bewusstseinssprung war. Damals war mir das nicht bewusst. Aber an diesem Abend habe ich etwas erlebt, das ich meinen Herzensmenschen und Klienten mitgeben möchte. Die Bewusstwerdung der eigenen Gedanken über das Grübeln, Reden, Handeln und Fühlen bewirkt, dass wir uns verändern und aus dem Hamsterrad des Denkens herauskommen. Wenn wir erkennen, dass unsere Gedanken unser Handeln und letztlich unser Leben bestimmen, fällt uns auf, dass sich fast alle Gedanken wiederholen.

Hast du schon einmal deine Gedanken beobachtet, wenn du morgens aufwachst? Ich meine die Gedanken, die dich im Alltag beschäftigen. Du wachst morgens auf und beobachtest deine Gedanken. Vielleicht springen deine Gedanken hin und her, und du fällst noch einmal in einen kurzen, dösigen Schlaf. Wenn du deine Gedanken eine Weile beobachtest, wirst du feststellen, dass es oft um ungelöste Probleme geht. Diese Gedanken beschäftigen dich. Wenn du nicht aus einem wundervollen Traum aufgewacht bist und ein Gefühl der Leichtigkeit hast, sind es Gedanken, die dich schon vorher begleitet haben. Diese Gedanken kommen automatisch und du kannst nichts dagegen tun. Sobald dein Schlaf endet und dein Kopf wieder wach wird, beginnen deine Gedanken schon auf Hochtouren zu laufen. Vielleicht denkst du an Dinge von gestern, die dich noch beschäftigen. Zum Beispiel ein kleiner Streit im Job oder eine neue

Herausforderung, die noch nicht abgeschlossen ist. Vielleicht denkst du über ein Hörbuch nach, das du gestern gehört hast. Es kann auch sein, dass dich bestimmte Themen schon lange beschäftigen und du jeden Morgen sofort daran denkst, während dein Körper noch ruhig im Bett liegt. Dein Verstand ist schon wach, während du noch müde bist. Ein Gedanke an Kaffee schleicht sich ein, während du noch im Bett liegst. Dann kommt der Gedanke, dass du auf die Toilette musst. Es ist ein gutes Training, sich seiner Gedanken bewusst zu werden, wenn es still ist. Der beste Zeitpunkt dafür ist morgens direkt nach dem Aufwachen, da wir noch nicht tief im Alltagsgeschehen stecken. Unser Unterbewusstsein arbeitet dann aber schon auf Hochtouren, als ob es keinen neuen Morgen gäbe. Ich empfehle jedem, morgens bewusst seine Gedanken zu beobachten. Das ist ein wichtiger Schritt, um zu verstehen, wie Gedanken uns lenken und zum Handeln bringen.

Ein erwachsener Mensch hat am Tag etwa 60.000 bis 70.000 Gedanken. Ist das nicht krass? 60.000 bis 70.000 Gedanken pro Tag [1]. Hast du eine Ahnung, was das für dein System bedeutet? Unser Verstand produziert durch Sinneswahrnehmungen, gelebte Vergangenheit und Sorgen der Zukunft eine enorme Informationsflut. Alles, was wir je in unserem Leben erfahren, gefühlt, gehört, gesehen, vermutet, gedeutet und erlebt haben, ist in unserem System gespeichert. Durch unsere Sinneswahrnehmungen gelangen täglich unzählige Informationen in unseren Körper. Alles wird gespeichert. Kein Wunder, dass dein Unterbewusstsein viele Informationen bereithält. Es möchte dich mit diesen Nachrichten immer wieder über deine Gedanken und Gefühle informieren.

Stelle dir vor, ein Ureinwohner der indigenen Völker könnte sich in einen unserer Supermärkte teleportieren. Er würde für zehn Minuten in einem westlichen Einkaufsladen stehen. Kannst du dir vorstellen, was mit seinem ganzen System geschehen würde? All diese unterschiedlichen Eindrücke: die Enge des Raumes, das unnatürliche Licht, die künstlichen Farben, die Formen der Verpackung, die Musik aus den Lautsprechern, die Menschen mit den Gesprächen und ihrer hektischen Art. Der Ureinwohner wäre in zehn Minuten absolut reizüberflutet. Sein ganzes System würde kollabieren vor lauter neuen Eindrücken aus allen seinen Sinneswahrnehmungen. Belassen wir gedanklich diesen Ureinwohner lieber in seiner natürlichen Heimat.

Dieses Beispiel soll dir zeigen, wie vielen verschiedenen Eindrücken wir täglich ausgesetzt sind. Sie alle führen zu unseren Gedanken. Aus dieser Sicht ist die

Zahl von 60.000 bis 70.000 Gedanken pro Tag gar nicht mehr so unglaubwürdig, oder? Wenn du einmal deine eigenen Gedanken wahrnimmst, wirst du feststellen, dass 90% davon aus der Vergangenheit stammen. Es sind die Gedanken deiner Erinnerung, die darauf abzielen, etwas in der Zukunft besser zu machen. Du hast aus der Vergangenheit gelernt. Und die anderen zehn Prozent deiner Gedanken gehen an die Zukunft. Es sind deine Visionen. Es sind Tagträume, wie du dich in der Zukunft besser fühlst und deine Ziele erreichst. Alles, was du in deinem Leben bewusst oder unbewusst wahrnimmst, befindet sich in deinem Unterbewusstsein. Dein Unterbewusstsein ist ein riesiger Speicherplatz, eine Festplatte. Hier ist alles gespeichert, um dich aus der Vergangenheit für die Zukunft zu informieren. Seit Beginn deines Lebens erstellt dein Unterbewusstsein eine Art Speicherplatz für dich. Dort hinein kommen alle Erfahrungen mit Gefühlen, die du je erlebt hast. Schön sortiert und abgelegt. Dein Unterbewusstsein hat viele Speicherplätze angelegt. Sie tragen verschiedene Namen, die dich an alle deine Erfahrungen erinnern. Deine Festplatte hat Kategorien wie "Eltern," "Kindheit und Jugend," "Freunde," "Feinde," "Gefahren," "Liebe," "unglückliche Momente," "tolle Erlebnisse - WOW," "Horror - nicht nochmal," "persönliches Wachstum," "sexuelle Erlebnisse," und so weiter. Ein unendlicher individueller Raum an Speicher und Informationen.

Alles, was du in deinem Leben erfahren hast, wird dort abgelegt. Manche Speicherplätze sind sehr alt, und andere werden mehrmals täglich mit neuen Informationen gefüllt. Dein Unterbewusstsein kann rund um die Uhr auf diese Speicher zurückgreifen. Es informiert dich unbewusst, was es in seinen alten Informationen gefunden hat.

Und plötzlich hast du ein komisches Gefühl oder verhältst dich anders, als du es erwartet hättest. Dein Unterbewusstsein hat große Macht über dich. Es besitzt alle Informationen aus deinem Leben und lenkt dich immer dorthin, wo die geringste Gefahr herrscht. Dein Unterbewusstsein will dich immer beschützen, denn es lebt nur aus deiner erlebten Vergangenheit. Deine Sinneswahrnehmungen nehmen jeden Reiz auf, und das Unterbewusstsein speichert sie ordentlich ab. Dein "Gehirn" kann, wenn nötig, darauf zurückgreifen, aber nur aus den erlebten Erfahrungen. Unser unbewusstes Denken basiert zu neunzig Prozent auf der Vergangenheit. Deshalb handeln, reden, und fühlen wir zu neunzig Prozent aus der Vergangenheit heraus.

Wer sein Leben ändern möchte, sollte wissen, dass er unbewussten Programmierungen folgt. Gedanken von gestern führen zu denselben Verhaltensweisen. Diese führen zu denselben Erfahrungen und

Gefühlen. Das sorgt dafür, dass dieselben Nerven-
bahnen, Hormone, und Emotionen aktiviert bleiben.
Wenn du ein neues Leben kreieren möchtest, beginne damit, deine Gedanken zu beobachten. Dein
Unterbewusstsein benötigt immer ein vertrautes Gefühl, es ist deine Identität. Um dein Leben zu ändern,
beginne deine Gedanken zu inspizieren.

Du musst dich nicht in eine S-Bahn setzen wie ich,
aber es genügt, Aufmerksamkeit auf dein Vorhaben
zu richten. Ich habe Klienten geraten, eine Woche
lang jeden Tag alle drei Stunden einen Wecker zu
stellen. Wenn der Wecker klingelt, richte sofort deine
Aufmerksamkeit auf deine Gedanken. Woran hast du
eben gedacht? Wo warst du gerade in deinem Kopf?
Schreibe deine Gedanken nieder oder nimm sie auf
deinem Handy auf. Nach einer Woche werte deine
Informationen aus. Du wirst erstaunt sein, wie breit
gefächert deine Gedanken sind. Du wirst feststellen,
dass sich deine Gedanken wiederholen und dich grübeln lassen.

Ich bin sicher, du wirst erkennen, wie unnütz einige
deiner Gedanken sind. Analysiere sie und finde heraus, wo deine Gedankenschleifen stattfinden, und
welche Emotionen dahinterstecken. Die meisten
Menschen beginnen ihren Tag mit Erinnerungen an
die Vergangenheit. Diese Erinnerungen sind auch an

Gefühle angebunden. Dieselben Gefühle schütten verschiedene Neurotransmitter und Hormone aus.
Plötzlich stehen sie auf, es geht ihnen schlecht und sie wissen nicht warum. Der Tag beginnt, wie der gestrige Tag geendet hat, mit denselben Gefühlen. Es ist wichtig zu verstehen, dass unsere Gedanken unser Körpergefühl lenken. Wenn wir plötzlich ein seltsames und besorgtes Gefühl haben, ist unser Körper in der Vergangenheit. Wir sind nicht in der Gegenwart. In Millisekunden prüft unser Unterbewusstsein ähnliche Erfahrungen in seinem Speicher. Es findet diese und sendet die Informationen an den Körper. Diese Informationen aus der Vergangenheit aktivieren verschiedene Bereiche in deinem Gehirn. Das löst biochemische Prozesse aus. Es entstehen blitzschnelle Vernetzungen, Reaktionen und Gefühle. Diese lassen uns unbewusst handeln. Je stärker die Emotion, desto stärker sind auch die körperlichen Reaktionen. Wenn wir in einer Situation sind, macht unser Gehirn ein Foto und speichert es mit den Gefühlen. Das ist spannend und toll. Problematisch ist, dass die gleichen Emotionen jedes Mal hochkommen, wenn das Foto aufgerufen wird. Sie sind von Anfang an verknüpft.

Ein einziges Erlebnis (ein Lied, ein Geruch, ein Geräusch oder Ähnliches) kann dich in Sekundenschnelle biologisch verändern. Dein Gefühl erlebt es immer wieder. Dieser Prozess ist schon unglaublich spannend. Er wird noch faszinierender, **weil das Unterbewusstsein nicht unterscheidet, ob die Emotion jetzt oder in der Vergangenheit stattfindet.** Es prüft und sendet. Der Körper nimmt auf und reagiert. Er reagiert nur auf Gedanken, die Gefühle erzeugen und chemische Gehirnstoffe ausschütten. In diesem Moment bist du völlig unbewusst.

Um dich zu verändern, musst du über dich hinauswachsen und nicht die alten Speicher benutzen. Wir Menschen sind Gewohnheitstiere und bemerken oft nicht den Trott, in dem wir uns bewegen. In unserem Inneren fühlen wir, dass wir etwas verändern möchten. Dieser „innere Ruf", wie ich ihn nenne, ist das Bestreben unserer Seele, zu wachsen. Darüber sprechen wir in einem späteren Beitrag.

Bis wir unser volles Seelenpotential leben können, dürfen wir uns mit bedingungslosen Interessen, höchster Freude und offener Hingabe unserer Persönlichkeit widmen. Das Leben ist zu wertvoll, um es täglich mit alten Programmen zu durchleben. Wenn wir uns wandeln und ein neues Leben kreieren möchten (egal ob körperlich, mental oder spirituell), müssen wir den gegenwärtigen Moment wahrnehmen, mit all unseren Gedanken und Handlungen. So werden wir immer bewusster und erkennen alte

Verhaltensweisen und Glaubensmuster, die uns von einem glücklichen Leben abhalten.

So kannst du aus deiner Gewohnheit ausbrechen und deinen freien Willen leben. Dein Unterbewusstsein ist ein wichtiger Teil, der gesehen werden darf. Es ist auch ein Weg, die höchste Befähigung zu leben, um ein gesundes, zufriedenes und glückliches Leben zu führen. Im Einklang mit dem Bewusstsein UND dem Unterbewusstsein. Wandel bedeutet, über äußere Umstände hinauszuwachsen. Erkenne dein Potenzial und vor allem den unbewussten Teil in dir, der dein Leben in ein programmiertes Erlebnis der Vergangenheit lenken möchte. Erreiche, dass deine eigene Freiheit auf allen Ebenen gelebt werden kann. Die Aussage meines Therapeuten bewirkte, dass sich in der S-Bahn mein Bewusstsein geweitet hat. Ich erkannte, dass ich immer wieder selbst mit mir spreche. Und das ist auch bei dir so.

Werde dir deiner Gedanken bewusst. Notiere und beobachte sie. Es wird dir zeigen, dass deine Gedanken dein Leben kreieren und nicht umgekehrt. Frage dich:

„Bin ich, weil ich einen Verstand habe oder habe ich einen Verstand, weil ich bin?"

6. Zurück in die Zukunft

Das Thema Hypnose und Unterbewusstsein wird immer lauter in meinem System. Abgesehen von meinen eigenen Gedanken (und auch meinen eigenen Antworten) fühle ich eine Art Suche. Es ist ein Drang oder besser gesagt eine Sehnsucht, die meine Neugier entfacht.

Am nächsten Morgen wache ich mit dem Gedanken an meinen Therapeuten auf und welche Erkenntnis ich in der S-Bahn hatte. Damals, noch nicht auf meine morgendlichen Gedanken geachtet, springe ich aus dem Bett und schmeiße meinen Laptop an. Ich schaue, was das Internet über das Unterbewusstsein sagt und lese: "Das Unterbewusstsein ist ein Teil der menschlichen Psyche, zu der sie keinen direkten Zugang haben." Äääähm, das kann mein analytischer Verstand jetzt nicht ganz akzeptieren. In mir scheint etwas zu sein, zu dem ich keinen Zugang habe? Das ist aber nicht schön, eher gruselig. Ich bin verwirrt und beschließe, den Satz erstmal wirken zu lassen und eine Suchmaschine zu öffnen, um das Wort "Hypnose" einzugeben. Ich trete in ein mir völlig unbekanntes Gebiet ein und beginne neugierig zu lesen. Schon allein das Wort finde ich ausgesprochen interessant. Ich frage mich selbst, was ich eigentlich alles über Hypnose weiß. In genau diesem Moment beschließe ich, erstmal innezuhalten und mich nicht gleich mit dem Internet schlauer zu machen. Ich frage mich, wo und wann ich Hypnose schon einmal gesehen oder gehört habe. Selbstverständlich kennen wir alle die Showhypnose, wo Menschen scheinbar zufällig aus dem Publikum gezogen werden, um dem Hypnotiseur zu helfen.

Ich erinnere mich, dass es früher im legendären Samstagabend-Fernsehprogramm manchmal Hypnotiseure gab. Diese haben dann einige Menschen im Publikum bloßgestellt. Der Hypnotiseur holte ahnungslose, bereitwillige Gäste auf die Bühne, die dann in einen schlafähnlichen Zustand gerieten. Sie gackerten wie Hühner oder wurden steif wie ein Brett, sodass andere Personen über sie steigen konnten. Als Kind faszinierte und gruselte es mich gleichzeitig. Und schon damals fragte ich mich, ob das nun eine Show oder echt ist. Die Menschen auf der Bühne schienen wirklich verändert zu sein. Sie redeten und schauten "anders" als in ihrem Wachzustand. Sie waren irgendwie benebelt. Immer wieder fragte ich als Kind meine Eltern, ob das echt ist. Als Antwort bekam ich: "Nein, Alexandra, das ist alles nur Show. Hypnose funktioniert nicht."

Und nun sitze ich mit vierzig Jahren an meinem Schreibtisch und suche den Begriff "Hypnose". Was ist hier eigentlich los? Das Thema klingt für mich extem spannend. Ich frage mich, ob das wirklich funktioniert. Und wenn ja… wie? Wie soll mich ein fremder Mensch dazu bewegen, mein Unterbewusstsein zu entdecken? Ich muss zugeben, mein eigenes Frage-Antwortspiel macht mich neugierig. Also beschließe ich, die Suchmaschine zu benutzen, um einen Hypnosetherapeuten zu finden. Ok, los gehts. Ich gebe "Hypnosetherapeut in meiner Nähe" ein. Sofort werden mir einige Therapeuten angezeigt. Eine Seite sticht heraus: "Träume deuten mit Hilfe Hypnose". Jackpot! Da bin ich richtig. Ich öffne die Seite, sehe eine ansprechende Willkommensbotschaft und fühle mich sofort wohl. Ein paar Klicks hin und her steigern meine Neugier.

Plötzlich springt ein Satz ins Auge: "Reisen SIE IN HYPNOSE IN FRÜHERE LEBEN UND ERKENNEN SIE, WER SIE WIRKLICH SIND." Bähm! Dieser Satz trifft mich. Aus heutiger Sicht ist das der zweite wichtige Schritt in meiner Bewusstseinsentwicklung. Ich lese diesen Satz und bin fasziniert. Ich habe schon davon gehört, in vergangene Leben zu reisen, aber ich habe mich gefragt, ob das wirklich funktioniert. Wenn das wirklich geht: wie läuft das ab? Reise ich in mein letztes Leben? Oder in irgendeins? Was ist, wenn ich gar kein vergangenes Leben habe? Meine Gedanken überschlagen sich, während meine Augen immer größer werden. Eine tiefe Vorfreude und Neugier steigen in mir auf. Ab diesem Moment steht fest, dass ich diese Reise in ein vergangenes Leben antreten werde.

Spontan greife ich zum Telefon und vereinbare einen Termin für die kommende Woche. Das Gespräch war sehr nett und ich baute sofort Vertrauen zum Reinkarnationstherapeuten auf. Ich habe ein Date - mit mir selbst. Ein Date in vergangene Leben. WOW, ich bin total vorfreudig, weil ich nicht weiß, was mich erwartet. Aber ich spüre dieses kribbelige Gefühl. Fragen steigen auf und ich bekomme keine Antworten - weil mein Gehirn noch keine Reinkarnation erlebt hat.

In der kommenden Woche erzähle ich vielen Freunden von meinem Vorhaben. Die Reaktionen sind gemischt. Einige können es nicht verstehen, sie halten es für Einbildung und Humbug. Andere finden es interessant und möchten, dass ich davon berichte. Die Meinungen meiner Freunde sind so unterschiedlich wie meine Vorfreude. Mein Rückführungstherapeut sagte mir am Telefon, ich soll mindestens drei bis vier Stunden Zeit mitbringen und danach nichts Großartiges vorhaben. Eine solche Sitzung wirkt nach, und ich wäre danach mit mir selbst beschäftigt. Also bereite ich mich seelisch und moralisch die ganze Woche vor. Es wird spannend, das fühle ich. Und ich merke, dass mein Unterbewusstsein mir Signale sendet, die schwer zu übersehen sind.

Es ist ein grauer Dienstag. Ich bin wieder mit der S-Bahn unterwegs, höre meine Playlist und lasse meine Gedanken mit der vorbeifahrenden Landschaft einfach fließen. Plötzlich setzt sich eine Dame mir gegenüber. Ich schiebe meinen Rucksack zwischen meinen Füßen mehr in meine Richtung, damit sie mit ihrer Tasche mehr Platz hat. Ich lächele die Dame kurz an und widme mich wieder meiner Musik und der Landschaft. Kennst du das Gefühl, beobachtet zu werden? Ich bemerke, dass die Dame mich immer wieder anschaut. Wegen meiner äußerlichen Allergien werde ich oft gemustert und beobachtet. Das ist nichts Neues für mich und gehört zu meinem Alltag.

Als Jugendliche habe ich ein Spiel daraus gemacht, das besonders gut in der S-Bahn funktioniert. Es heißt: "Wer länger in die Augen schauen kann, gewinnt." Ich liebe dieses Spiel, denn Augen lügen nicht. Sie sind der Spiegel der Seele und zeigen die Wahrheit, vorausgesetzt, man kann lesen. Das Spannende ist, dass die gaffenden Menschen es nicht aushalten, wenn man ihnen lange in die Augen blickt. Sie schauen nach einer Weile automatisch weg. Ich handhabe das auch mit dieser Dame so. Ich weiß weder, wer sie ist, noch warum sie mich anschaut, und es interessiert mich auch nicht. Los geht's: Gerader Sitz, Blick und Gesicht nach vorne, Augen geradeaus, und unsere Augen treffen sich. Ich spüre kurz vorher, wenn die andere Person es nicht mehr aushält und wegschauen muss. Genauso war es bei dieser Dame. Meine innere Einstellung und auch meine Physiognomie sind stets freundlich.

Manchmal muss die andere Person lächeln, dann lache ich zurück und das Eis ist gebrochen. Die Beobachtungen hören auf. Aber als allein reisende Frau muss ich aufpassen, denn es soll ja nicht als Einladung gelten. Bei dieser Dame hat es nicht funktioniert. Es ist das erste Mal, dass sie mich weiterhin anstarrt. Es wird unangenehm und ich nehme meine Kopfhörer heraus, da ich mich eh nicht auf die Musik konzentriere, geschweige denn die Landschaft genieße.

In diesem Moment sagt die Frau zu mir: „Entschuldigen Sie bitte, dass ich Sie eine ganze Weile so beobachte, aber ich überlege, ob wir uns schon mal begegnet sind. Sie kommen mir so bekannt vor. Kennen wir uns irgendwoher?" Zugegeben, ich habe viele Menschen in meinen bisherigen vierzig Jahren kennengelernt, aber diese Frau sagt mir nichts. Wir unterhalten uns darüber, wo wir uns begegnet sein könnten, aber es scheint unmöglich.

Seit diesem Tag, und das ist nun schon über zehn Jahre her, kommen immer wieder wildfremde Menschen auf mich zu und sind überzeugt, mich zu kennen. Ich kann sie mittlerweile nicht mehr zählen. Selbst im über dreitausend Kilometer entfernten Fuerteventura sprechen mich fremde Touristen an. Seitdem ich diesen Termin vereinbart habe, geschehen in dieser Woche lauter seltsame Begebenheiten.

Am nächsten Tag nach der Zugfahrt mit der unbekannten Dame möchte ich eine kleine Vase aus meinem Wohnzimmerschrank holen. Plötzlich fällt mir die DVD 'Zurück in die Zukunft' direkt vor die Füße. Ich muss lachen und schüttle den Kopf. Ich bin mir sicher, dass ich diese DVD seit Jahren nicht mehr in den Händen hielt. Was sind das für seltsame Zeichen? Heute weiß ich, dass diese "Zufälle" einem universellen Gesetz entsprechen, denn:

„Das Herz hat seine Gründe, die der Verstand nicht kennt"

7. Das Gesetz der Anziehung

Das Gesetz der Anziehung ist eines der universellen Gesetze. Es besagt, dass gleiche Energie dieselbe Energie anzieht. Ich bin sicher, dass du dieses Gesetz in deinem Alltag erkennst. Es existiert zu jeder Tages- und Nachtzeit. Das Gesetz der Anziehung ist nicht physisch oder berechenbar. Es kann nur auf der fein- stofflichen Ebene wahrgenommen werden. Es ist eine Art Naturgesetz und kann nicht manipuliert, ab- geschafft oder verändert werden. Alles in unserem Leben hat eine bestimmte Schwingung, eine explizite Energie. Hier zwei Alltagssituationen zum besseren Verständnis:

Stell dir vor, du möchtest demnächst ein neues Auto kaufen. Du entscheidest dich für eine bestimmte Marke und Farbe. Dieses Auto existiert schon in dei- nen Gedanken. Du siehst dich damit auf der Straße fahren und weißt schon, wie du es innen einrichtest. Du spürst, dass sich dieses Auto super anfühlen wird. Deine komplette Aufmerksamkeit und dein geistiger Fokus liegen auf deinem neuen Autokauf. Ab diesem Moment siehst du ständig dieses Auto auf der Straße und in allen Werbekanälen. Herzlichen Glückwunsch: Das Gesetz der Anziehung funktioniert. Gleiches zieht Gleiches an.

Ein weiteres Beispiel: Du interessierst dich für eine berufliche Veränderung. Du möchtest Hunde trainie- ren, da es schon seit deiner Kindheit dein Wunsch ist. Du träumst davon, damit Besitzer und Hunde in Ein- klang leben können. Du erzählst deinen Freunden und deiner Familie von deiner Vision und träumst davon. Im Geiste erschaffst du deine neue Realität. Du bringst dich in eine neue Energie. Mehrmals täglich denkst du, fühlst und spürst deine Vision. Du weißt, es wird geschehen, es ist nur eine Frage der Zeit. Auf einmal kommen Menschen auf dich zu und sagen, dass du toll mit deinem eigenen Hund umgehst und du Trainer werden könntest. Am nächsten Tag findest du einen Flyer im Briefkasten über einen Hundetrainer, der Verstärkung sucht. Zu guter Letzt erzählt dir dein bester Freund von einer neuen Stelle als Hundetrainer, die er in der Zeitung gefunden hat. Perfekt! Das Gesetz der Anziehung funktioniert auch hier. Gleiches zieht Gleiches an.

Es beeinflusst immer unser Leben, ob wir bewusst mit ihm arbeiten oder nicht. Das, was wir auf einer tiefen Ebene glauben und wovon wir absolut überzeugt sind, zieht die gleiche Energie an, und wir erhalten Antworten. Die meisten Menschen nennen das 'Zufälle'. Bedenke, dass es in allen Stimmungen und Gefühlslagen funktioniert. Wenn du traurig bist und glaubst, die Welt sei freudlos, wirst du bedrückende Hinweise erhalten. Du empfängst das, was du nach draußen sendest, weil du es im Inneren fühlst.

Deshalb ist es mir wichtig, dir mitzuteilen, dass du mit dem Gesetz der Anziehung deine Überzeugungen und deinen Glauben manifestieren kannst. Es gibt großartige Mentoren, Coaches und Visionäre, die dich unterstützen können, mit dem Gesetz der Anziehung zu arbeiten. So kannst du dir dein schöpferisches Leben gestalten, dass du dir wünschst. Und bedenke stets:

„Du bist ein menschlicher Magnet, dass alles anzieht, was du denkst, fühlst und sprichst"

8. Zugfahrt zur Reinkarnation

Heute ist ein großer Tag. Es ist Dienstag, und seit einer Woche warte ich darauf, hoffnungsvoll in ein altes Leben zu reisen. Ich habe mich bewusst nicht über das Internet informiert oder über 'Reinkarnation' gelesen. Diese Erfahrung möchte ich ohne Vorkenntnisse erleben. Der Reinkarnationstherapeut sagte mir, ich solle mir Fragen überlegen, auf die mein Verstand keine Antworten findet. Zugegeben, da fällt mir einiges ein. Ich habe meine Fragen auf fünf Stück begrenzt, die ich jetzt während der Zugfahrt in meinen Händen halte. Selbstverständlich mit meiner Playlist im Ohr. Zugegeben, ich bin nervös. Schließlich vertraue ich mich einem fremden Mann an. Wie wird das sein? Reden wir miteinander? Erzähle ich nur? Kann ich das Ganze aufnehmen? Was ist, wenn ich mich danach nicht mehr daran erinnern kann? Bilder aus dem Fernsehen kommen mir in den Kopf, wo Menschen auf der Bühne stehen und ihren Namen vergessen. Was, wenn ich meinen Namen vergesse? Kann der Mann dann alles mit mir anstellen? STOP! "Hör' auf, so krass zu denken, Alexandra", sage ich selbst. Mein Gefühl sagt mir, dass es der richtige Weg ist und ich mich freuen darf. Das tue ich dann auch den Rest der Bahnfahrt.

An der Zielhaltestelle angekommen, steige ich aus und orientiere mich zu Fuß weiter. Die Praxis liegt in einem Bürohauskomplex. Ich bemerke, dass ich fünfzehn Minuten zu früh bin. Das ist ungewöhnlich für mich, denn normalerweise komme ich auf den letzten Drücker zur Tür herein. Plötzlich habe ich einen Gedanken. Ich werde nach einem vierblättrigen Kleeblatt suchen und es dem Reinkarnationstherapeuten mitbringen. Als kleine Anerkennung und Dankeschön. Wenn ich schon keine Flasche Wein dabei habe, dann wenigstens ein Kleeblatt als Glücksbringer. Kaum habe ich diesen Gedanken, schaue ich zu Boden und entdecke ein Vierblättriges. Ich bedanke mich bei der Natur für das wunderschöne Geschenk, zupfe es vorsichtig ab und lege es in ein Zettelchen in meinem Portemonnaie.

Mit langsamen Schritten und zunehmend nervös gehe ich zu meinem Ziel. Da steht es: "Hypnosepraxis Schmitt". Ich hole tief Luft und merke, wie aufgeregt ich bin. Als ich meinen Finger zur Klingel bewege, zittert meine Hand vor Aufregung und Vorfreude. Klingelingeling... ich habe es getan. 'Jetzt gibt es keinen Weg mehr zurück', denke ich mir und die Tür geht automatisch auf. Ich laufe zwei Etagen hoch und kann es kaum noch erwarten. In mir breitet sich eine unvorstellbare Vorfreude aus und mein Körper beginnt zu vibrieren. Dieses Gefühl ist schwer in Worte zu fassen. Es ist, als ob ein kleines Feuerwerk in mir entzündet wird und alles in mir anfängt zu tanzen. Wie wenn man verliebt ist, da kribbelt auch alles im Körper. Aus heutiger Sicht weiß ich, dass meine Seele mir über meinen Körper zeigt, dass ich dabei bin, mich selbst zu lieben und sie unendlich dankbar ist, gesehen zu werden. Doch all das weiß ich zu dem Zeitpunkt noch nicht. Ich bin damit beschäftigt, den richtigen Eingang in diesem großen, leeren Bürogebäude zu finden. Plötzlich geht rechts eine Tür auf und ein junger Mann tritt hinaus. "Frau Procher?" fragt er in den schallenden Flur. Ich antworte leicht abgehetzt "Ja, hier am Stück". Er lacht in den Flur und sagt: "Kommen Sie rein, ich habe schon auf Sie gewartet". Ich bedanke mich freundlich und trete in den einladenden Praxisraum.

Ein netter, heller Raum. Links hängt ein riesiges Bild in Grün, meiner Farbe. Auf dem Bild ist eine endlose Hängebrücke im Urwald zu sehen. Sehr ansprechend und es lädt ein, in das Bild zu versinken. Ich denke: 'Ja genau, ein langer, wundervoller Weg bahnt sich an'. Rechts im Raum steht eine schöne schwarze Liege mit vielen kuscheligen Decken. Hier werde ich bald in ein altes Leben reisen. Herr Schmitt wirkt sehr sympathisch und vertrauenswürdig. Ich schätze ihn auf Mitte 30. Er fragt mich freundlich, ob ich ein Glas Wasser möchte. Ich nehme dankend an und schaue mich noch etwas um. Die Jalousien sind zugezogen, sodass kein grelles Licht und keine Blicke vom gegenüberliegenden Bürogebäude in das Zimmer kommen mögen. Das finde ich gut. Herr Schmitt stellt mir mein Wasser hin und wir kommen ins Gespräch. "Liebe Frau Procher, herzlich willkommen zu Ihrer Reinkarnation. Haben Sie schon einmal eine Hypnosesitzung erlebt?" fragte er. Ich antwortete schüchtern mit "Nein". Dann sagte ich: "Ich bin auch ziemlich nervös, muss ich gestehen und ich weiß gar nicht, was hier alles auf mich zukommt. Funktioniert das denn wirklich?" Herr Schmitt schmunzelte verständnisvoll und sagte: "Aber selbstverständlich, das ist mein Beruf, Frau Procher. Ich begleite Menschen seit 15 Jahren auf dem Weg in ihre Selbstheilungskräfte mit verschiedenen Hypnosetechniken. So individuell wie wir Menschen sind, so unterschiedlich sind die

Erfahrungen und Effekte nach einer Sitzung. Viele Menschen versuchen erst eine kleine Hypnosesitzung, bevor sie den großen Schritt in eine Reinkarnation wagen. Daher bin ich gespannt, wohin Ihre Reise heute gehen wird, Frau Procher." Ja, das denke ich schon seit einer Woche.

Herr Schmitt macht zuerst eine Anamnese mit mir. Er fragt mich nach Ängsten, Sorgen und Nöten, nach Krankheiten, Traumas oder ob ich Medikamente einnehme. Diese Anamnese ist grundlegend für eine Hypnosesitzung. Ich erkläre wissentlich und ehrlich alle meine Themen und wie mein Leben bisher gelaufen ist. Ich erzähle ihm von meiner Kindheit und Jugend, meiner Alkoholkrankheit und meinem starken inneren Impuls, Antworten zu erhalten, die mir mein Verstand nicht geben kann. Herr Schmitt ist sehr behutsam mit seinen Fragen und lässt mir viel Zeit, an alles zu denken. Nach der Anamnese sagt er: "So, dann können wir langsam loslegen, Frau Procher. Ich erkläre Ihnen den Ablauf. Sie werden sich gemütlich auf meine Liege legen. Wir brauchen keine Musik, denn diese könnte Sie in eine andere Zeitlinie führen, in der Ihre Seele reisen möchte. Eine Reinkarnation bietet Ihrer Seele die Möglichkeit, in einem Trancezustand in vergangene Leben zu reisen. Sie werden in dieser Zeit - und wir reden hier von ein paar Stunden - in der Lage sein, mit mir über alles zu sprechen, was

Ihnen gezeigt wird. Sie können verschiedene Lebens-abschnitte in einem alten Leben mit allen Sinnes-wahrnehmungen erkennen. Sie können es sehen, fühlen, hören, riechen, schmecken oder einfach nur wissen, was geschieht. Jeder Mensch ist einzigartig und individuell, daher kann ich Ihnen im Vorfeld nicht verraten, wie Ihr Unterbewusstsein mit Ihrer Seele kommunizieren wird. Aber eines ist sicher, Frau Pro-cher, Sie werden Ihre Antworten bekommen."

Ich muss sagen, dass ich sehr selten in meinem Leben sprachlos bin. Aber dieser Moment, diese ersten Sätze von Herrn Schmitt, gehen so tief in mein Sys-tem, als ob ich jeden Buchstaben aufsauge. Ich kann nicht antworten und möchte Herrn Schmitt nur zuhö-ren. Alles in mir, mein ganzes System, ist in diesem Moment auf "ON" gesprungen. Mein kompletter Fo-kus liegt auf seinen Lippen und wie er mir diese Infor-mationen gibt. Ich spüre, dass hier etwas ganz Beson-deres, etwas Bahnbrechendes mit mir geschehen wird. Deshalb bin ich vollkommen bei seinen Worten, die er wie folgt weiterführt: "Stellen Sie sich vor, wir fahren zusammen auf einem Schiff. Es ist die Reise ihres Lebens. Ich bin Steuermann und sie sind Kapi-tän. Ich darf nur dorthin fahren, wohin ihre Seele sie reisen lassen möchte. Aber sie müssen mit mir über alles frei sprechen. Sie müssen mir sagen, was sie se-hen, welche Situation als nächstes kommt und was sie fühlen. Nur so kann ich - der Steuermann - sie sicher in den Hafen bringen. Verstehen Sie das, Frau Procher?" Und wie ich das verstehe! Boa, habe ich jetzt Bock darauf und ich würde am liebsten sofort loslegen. Aber es scheint noch ein paar wichtige Hinweise zu geben, die mir Herr Schmitt mitteilen möchte. Er beginnt wieder Luft zu holen: "In dieser Reise werden sie am Ende sterben. Erst wenn ihre Seele den Körper verlassen hat, können sie auf die höhere Seelenebene gehen. Dort erhalten Sie für ihr heutiges Leben die Antworten, die sie für ihren Seelenwachstum benötigen. Sie werden den Tod in allen Details und Ausfertigungen noch einmal erleben. Menschen, die Angst vor dem Tod haben und diese Erfahrung in einer Reinkarnation erleben, verlieren in der Regel jegliche Ängste vor dem Sterben. In diesem Übergang wird die Seele lichtvoll begleitet. Nicht selten sind geliebte verstorbene Menschen oder Haustiere dabei, manchmal auch Lichtwesen oder Beschützer. Dieser Moment des Überganges, wenn sie den letzten Atemzug nehmen, ist ein unbeschreiblicher Moment göttlicher Gnade. Ich freue mich jetzt schon darauf, wenn wir nach ihrer Reinkarnation darüber sprechen".

Herr Schmitt hat mir keinesfalls zu viel versprochen, was ich zu diesem Zeitpunkt allerdings noch nicht wissen konnte. Ich muss gestehen, dass der Gedanke krass ist. Ich werde erleben, wie ich den letzten Atemzug nehme, obwohl ich noch lebe? Mein Verstand kommt nicht mit. Er möchte die Logik verstehen, die es aber nicht gibt. Für unser Gehirn ist es absurd zu beurteilen, dass wir den letzten Atemzug nehmen, obwohl es dem Körper gut geht. Ich bemerke diesen Zwiespalt in mir und berichte dies Herrn Schmitt. Er antwortet, dass diese Frage keine Seltenheit ist. Eine Reinkarnation sei nicht mit dem Verstand zu begreifen, da wir uns auf die Seelenebene begeben. Ich scheine in diesem Moment etwas verwirrt zu schauen, da Herr Schmitt mich fragt, ob ich eine Frage habe, denn ich sei gerade etwas abwesend. In diesem Moment weiß ich, dass meine Seele sehr präsent ist. Ich habe bemerkt, dass etwas anderes in und um mich herum mit allen Sinnen anwesend ist - außer ich.

Herr Schmitt fragt mich, was ich über die Seele denke, ob sie existiert, wo und wie sie sich zeigt. Ich versuche ihm, meine Wahrheit zu erklären und sage: "Wissen Sie, die Seele wird in verschiedenen Religionen und Kulturen unterschiedlich interpretiert. In Weltreligionen wie dem Islam oder dem Christentum wird die Seele als etwas verstanden, das nach dem körperlichen Sterben weiterlebt. Sie macht den Menschen also unsterblich. Im Christentum etwa wird davon ausgegangen, dass die Seele nach dem Tod in

Himmel oder Hölle einzieht. Ob jede einzelne in den Genuss des Himmelreichs kommt oder ewige Höllenqualen erleiden muss, ist abhängig vom Betragen des Menschen zu Lebzeiten. Ich denke, damit ist Karma gemeint. Seit Beginn der Menschheit wird über die Seele spekuliert, diskutiert, meditiert, gerätselt und gesprochen. Sie ist nicht materiell, nicht greifbar und das ist meines Erachtens auch der Grund, warum die Seele das größte Geheimnis auf Erden ist. Einige glauben, dass die Seele die immaterielle Essenz einer Person ist, die ihren Charakter, ihre Emotionen und ihre Spiritualität ausmacht. Andere sehen die Seele als eine Verbindung zu einer höheren Macht oder als Sitz des Bewusstseins. Die Natur unserer Existenz erlaubt es jedem Menschen, sich selbst diese Antwort zu geben. Wer nach seiner Seele sucht, wird sie finden und ihre uneingeschränkte Wahrheit fühlen. Wir können die Seele nicht mit dem Verstand beschreiben, nur spüren und erfahren."

Ähm, Moment einmal, habe ich das gerade gesagt? Ich bin erstaunt - und nicht nur ich. Herr Schmitt hebt seine Augenbrauen und sagt: "Frau Procher, ich freue mich riesig auf die kommenden Stunden und wohin sie ihre Weise Seele reisen lassen möchte." Oh ja, das denke ich mir auch zu diesem Zeitpunkt und kann es kaum erwarten, bis es losgeht.

Ich habe es niemals für möglich gehalten, dass ich in naher Zukunft selbst eine Expertin für Seelenreisen werde. Herr Schmitt fragt mich, welche Antworten ich von meiner Reinkarnation erhoffe. Ich sage ihm, dass ich gerne wissen möchte, warum ich seit meiner Kindheit einen intensiven Drang zu vierblättrigen Kleeblättern verspüre und panische Angst vor tiefen Gewässern habe. Zudem möchte ich wissen, warum die Suche nach der richtigen Liebe in meinem Leben so schwierig ist.

Aufmerksamen Lesern fällt auf, dass mein alkoholischer Rückfalltraum keine Rolle mehr spielt. Er hat mich lediglich zu dieser Sitzung gebracht.

Ich lege mich bequem auf die Liege und Herr Schmitt sagt, dass ein Toilettengang während der Reinkarnation absolut akzeptabel ist. Ich sollte einfach Bescheid sagen, wenn es so weit wäre. Nun geht es los. Ich ziehe meine Schuhe aus, lege mich auf die Liege und Herr Schmitt legt behutsam eine Decke über mich. "Frau Procher, folgen Sie einfach meinen Worten und ich werde sie in den richtigen Zustand bringen. Wir reisen zuerst in zwei erfreuliche Begebenheiten aus ihrer Kindheit und danach noch weiter zurück auf der Zeitlinie in ein vergangenes Leben. Ein gelebtes Leben, das ihnen heute ihre Seele zeigen möchte, um ihnen für ihr gegenwärtiges Leben Botschaften zu übermitteln. Sind sie startklar?"

Oh ja, ich bin bereit und schließe meine Augen. Es ist mir viel zu hell im Raum. Herr Schmitt schließt die Jalousien, aber es bleibt hell, wenn ich die Augen schließe. Ich sage ihm auch dieses Bedenken. Herr Schmitt steht auf und sagt: "Frau Procher, es ist wichtig, dass sie sich wohl fühlen. Es ist egal, wie viel Zeit wir darauf verbringen, dass sie hier ankommen. Ich habe hier schon Menschen gehabt, die zum Schluss in der Unterhose unter der Decke lagen, weil sie sich so am wohlsten fühlten. Ich hole ihnen mal einen Schal, den können sie sich auf die Augen legen." In meinem Kopf geht ein Film los. Ich möchte gar nicht wissen, auf welchen Stellen der Schal schon gelegen hat. Ich liege tatsächlich auf einer Liege, wo andere in der Unterhose lagen und vielleicht ins 18. Jahrhundert reisten? Das ist wirklich zum Schmunzeln, dachte ich mir. Herr Schmitt sagte: "Ich habe hier schon alles liegen gehabt, von einem Massenmörder bis hin zu einem Kriegsverbrecher. Da bekommen wir Ihre Augen schon dunkel, das ist das geringste Thema." Das kann und möchte ich gar nicht weiter argumentieren. Ich schließe meine Augen und lege den Schal auf diese. Perfekt, damit kann ich arbeiten - es kann losgehen. Und ich fühle:

„Alles läuft nach einem Plan – wenn du nicht mehr planst"

9. Eine Seele geht auf Reisen

Da liege ich nun. Mitten in der Frankfurter City, bei einem Reinkarnationstherapeuten. Auf derselben Unterlage, auf der schon Massenmörder und Kriegsverbrecher lagen. Innerlich muss ich schmunzeln und freue mich auf das, was kommen wird. Ich versuche mich zu entspannen und höre Herrn Schmitt zu. Während der Hypnose wird er mich duzen. Eine Reinkarnation ist eine sehr intime Reise und Förmlichkeit spielt keine Rolle. Ich liege bequem, die Augen sind geschlossen. Herr Schmitt beginnt mit ganz leiser und sehr angenehmer Stimme, mich in einen entspannten Zustand zu bringen. Mit meiner inneren Aufmerksamkeit soll ich immer bei ihm sein. Ich soll mir so gut wie möglich vorstellen, was er mir beschreibt. Es gelingt mir wirklich gut, mich ihm voll und ganz anzuvertrauen. Seine Stimme wird immer leiser und ruhiger. Ich bemerke, dass auch ich immer entspannter werde, je mehr ich mich auf meinen Atem konzentriere. Einatmen… halten… langsam wieder ausatmen. Einatmen… halten… und langsam wieder ausatmen. Ich bemerke, dass mich die Beobachtung meines Atmens immer ruhiger werden lässt. Manchmal driften sogar meine Gedanken ab. Plötzlich kommt mir meine Biotonne in den Kopf, die ich heute Abend noch rausstellen muss. Eine andere, kommentierende Stimme antwortet mir darauf: "Kannst du dich mal bitte auf die Worte von Herrn Schmitt konzentrieren? Die Biotonne ist jetzt überhaupt nicht wichtig." Na klasse, da ist er ja wieder, der innere Dialog. Sobald ich bewusst bemerke, dass meine Gedanken abschweifen, lege ich meine Aufmerksamkeit wieder ganz auf Herrn Schmitts Worte.

Gefühlt liege ich noch nicht lange in Ruhe auf der Liege, aber ich höre seine Stimme immer weiter weg. Ganz angenehm und wohlklingend. Mir geht es total gut. Eine sehr zufriedene Wärme breitet sich in meinem ganzen Körper aus. Es fühlt sich so an, als ob ich zu Hause ein interessantes Hörbuch oder einen Podcast verfolge. Immer wieder rutscht mein Fokus woanders hin, aber ich kann es nicht benennen, wohin. Es ist eine Art Leere. Wie Wolken, die einfach kommen und wieder gehen. Meine Gedanken, die ich nicht benennen kann, ziehen einfach weiter. Eine absolute Zufriedenheit breitet sich in mir aus, und ich genieße diesen angenehmen Zustand. Mit meiner inneren Geistesgegenwart bin ich absolut bei Herrn Schmitts Worten und lausche ihnen. Alles andere im Außen wird vollkommen egal. Es zählt nur noch die Stimme und ich. Ich habe das Gefühl, ich komme mir immer näher. Es ist herrlich, wenn die Gedanken im Kopf einmal komplett abgeschaltet sind. Ich habe das Gefühl, es entstehen keine. Ich bin absolut eins mit mir und der Stimme.

Herr Schmitt macht eine kleine Pause und sagt: "Ich zähle jetzt von 5 bis 1 runter. Und bei 1 befindest du dich in einem sehr glücklichen Moment, tief zurück in einer deiner ersten Kindheitserinnerungen. Es ist ein unbeschwerter glücklicher Moment aus deiner Kindheit. Du nimmst diesen Moment mit all deinen Sinnen wahr... 5... entspanne dich mit jedem Atemzug noch ein bisschen mehr... 4... gehe noch ein bisschen tiefer. Jedes Wort, das du von mir hörst, trägt dich noch tiefer in deine Kindheit zurück...3... dein Unterbewusstsein öffnet sich nun ganz weit, ganz weit öffnet sich dein Unterbewusstsein... 2.... du befindest dich nun gleich dort... und... 1... du bist nun... in einer ganz glücklichen Kindheitserinnerung. Nehme alles um dich herum auf. Nutze all deine Sinne, du bist noch so jung. Deine Sinne sind sehr ausgeprägt. Ich frage dich nun, was nimmst du wahr? Was siehst du?" Es dauert einen kleinen Moment, bis mein Verstand loslässt und das Unterbewusstsein die Führung übernimmt. Ich spüre, dass eine Erinnerung hochkommt, die ich zwar mal gesehen, aber schon wieder "vergessen" habe. Wie ein Foto kommt sie hoch.

Ich stehe leicht wackelig mit meiner Mutter in der Küche, während sie kocht. Ich bin noch sehr klein, schätze 3 Jahre. Selbst die Knöpfe am alten Gasherd sind mit meinen Händen schwer zu erreichen. Meine Mutter dreht sich zu mir um und scheint mir etwas zu sagen. Welche Worte es sind, kann ich nicht verstehen. Aber ich sehe meine Mama als junge Frau mit einer Jeans-Schlaghose aus den 70er Jahren. An der Wand befinden sich die typischen "Pril-Blumen". Bunte, selbst gehäkelte Topflappen hängen an der Wand. Ich selbst trage ein helles gehäkeltes Oberteil und eine rote Latzhose. Das ist ja irre! Ich sehe mich selbst als Kleinkind und weiß aber auch gleichzeitig, dass ich hier bei Herrn Schmitt liege und ihm alles erzähle, was ich wahrnehme. Mein Verstand ist in den Hintergrund gerutscht. Aber ich benötige ihn noch für meine Wahrnehmungen, die tief aus meinen Erinnerungen stammen. Es ist faszinierend und gleichzeitig ein Zustand, den ich noch nie erlebt habe. Ich kann in diesem Moment in zwei Zeitzonen sein. In meiner frühen Kindheitserinnerung, aber auch gleichzeitig in Frankfurt als erwachsene Frau. Herr Schmitt hört sich meine Erlebnisse geduldig an und scheint sie auf einem Zettel niederzuschreiben. Ich höre nämlich auch das Papier rascheln. In diesem Trancezustand bin ich absolut aufnahmefähig. Ich habe das Gefühl, meine innere Aufmerksamkeit ist sehr fokussiert auf das, was ich von meinen tiefsten Kindheitserinnerungen gezeigt bekomme.

Nach einer Weile holt mich Herr Schmitt wieder aus dieser Erinnerung heraus und gibt mir einen kleinen Moment Zeit. Anschließend sagt er: "Wir reisen jetzt noch weiter zurück in der Zeit. Zurück in eine noch tiefere Kindheitserinnerung, an die du dich bewusst nicht mehr erinnern kannst. Wenn ich nun von 5 bis 1 zähle, wird sie dir immer klarer gezeigt und du befindest dich genau in diesem Moment mit all deinen Sinnen. 5… sei bereit und offen für alles, was dir jetzt gezeigt wird… 4… entspanne dich noch ein bisschen mehr mit jedem Atemzug, den du nimmst… 3… die Erinnerungen kommen immer mehr und deutlicher zu dir… 2… gehe noch tiefer mit jedem Wort, das ich dir sage und 1…befinde dich nun dort. Der erste Moment in deiner Kindheit. Was siehst du? Was nimmst du wahr?"

Plötzlich stelle ich fest, dass ich bei meinem verstorbenen Opa auf dem Schoß sitze. Ich kann noch nicht allein sitzen und er muss mich festhalten. Mein Rückgrat hat noch nicht genug Stabilität und Stärke. Ich lehne eher an seinem Bauch, als dass ich sitze. Sehen kann ich mich nicht, aber ich fühle, wie ich sitze. In meiner ersten Erinnerung habe ich mich visuell gesehen, hier kann ich mich nur wahrnehmen. Meine

Sinne sind viiiiiiel ausgeprägter als zuvor. Ich kann meinen Opa riechen, sein Gesichtswasser und seine Kleidung. Meine großen Augen verfolgen seine Hände. Seine Hände wirken riesig auf mich. Er versucht, mit seinem silbernen Messer eine Scheibe vom Brot abzuschneiden. Meine Sinne flashen mich total. Seit meinem dritten Lebensjahr habe ich diese Allergien und kann kaum etwas detailliert riechen. Bei meinem Opa auf dem Schoß nehme ich ALLES an Gerüchen wahr. Selbst das Zimmer rieche ich. Ich spüre, wie mein Geruchssinn war, bevor er ging. So fühlt sich Riechen an. Mein Opa lächelt mich an und küsst meine Stirn. Das fühlt sich toll an. Ich genieße den Moment, denn mein Opa starb nach langer Krankheit, als ich vierzehn war. Ein sehr eindrucksvoller Moment, für mich schwer zu beschreiben, da es die Welt der Sinneswahrnehmungen eines Babys ist. Auch hier erhalte ich einen kleinen Moment Zeit, um diese tiefen Eindrücke aus meiner jüngsten Zeitzone wirken zu lassen. Es ist unglaublich. Ich fühle mich wach und gegenwärtig, aber auch tief in mir verwurzelt. Offen und fokussiert. Gleichzeitig weiß ich, dass ich in Frankfurt auf der Liege bin und an einer Reinkarnation teilnehme.

"Wir reisen nun noch tiefer zurück in der Zeit", höre ich. "Noch tiefer in ein altes Leben. Ein Leben, das es wert ist, noch einmal anzuschauen und zu erleben.

Deine Seele hat die Möglichkeit, dir ein altes Leben zu zeigen, welches es lohnt, wiederholt anzuschauen." Jetzt wird es spannend, denke ich. Mein Verstand möchte sagen, dass das unmöglich ist. Ich konzentriere mich absolut auf Herrn Schmitts Worte und lasse mich von ihnen lenken. Mein innerer Fokus bleibt bei seinen Worten und ich werde ruhiger. Ein undefinierbarer Anteil in mir ist neugierig und gespannt, während ein anderer schon weiß, was er mir gleich zeigen wird. "Stelle dir vor", fährt Herr Schmitt fort, "um dich herum befindet sich ein großer Lichtball. Dieser Lichtball ist pure Energie. Energie und Liebe. Dieser Lichtball ist deine energetische Signatur und gehört nur dir. Hier ist dein Zuhause, das ist dein Licht. Dieser Lichtball wird dich nun in ein vergangenes Leben führen. Ein Leben, das einen immens wichtigen und eindrucksvollen Moment für dich in verschiedenen Lebenssituationen bereithält. Momente, die wichtig für dein heutiges Leben als Alexandra sind, um zu verstehen, warum du hier bist. Entspanne dich noch ein bisschen mehr. Lass dich bei jeder Zahl, die ich nun zähle, in dieses wichtige Leben reisen. 5…. Deine Seele bereitet sich darauf vor, dir dieses wichtige Leben zu zeigen…. 4… Mit jedem Atemzug kommst du innerlich diesem Leben näher und entspannst dich noch mehr…. 3… Vielleicht kommen nun alte Gefühle und Bilder in den Sinn. Lass es einfach geschehen. 2… Vertraue auf dein ganzes System, dass es dich nun in dieses wichtige Leben führt…. Und…. 1… Du bist nun genau dort. In dieser für dich wichtigen Zeit. Lass all die Eindrücke, Gefühle, Bilder und Begebenheiten sich einfach entwickeln. Entspanne dich und erlaube dir, alles so wahrzunehmen, dass es deinem Wohl entspricht. Es kann sein, dass anfangs nur Gefühle hochkommen oder nur leichte Erinnerungsfetzen. Vielleicht sind es Bilder oder Gerüche, die du wahrnimmst. Alles ist okay. Alles darf sein."

„Konzentriere dich nun für einen Moment auf deinen Atem. Atme tief ein und wieder aus…. Atme tief ein und wieder aus…. Sehr gut. Konzentriere dich jetzt darauf, mit deinen geschlossenen Augen zwischen deinen Augen zu schauen. Hier liegt dein drittes Auge. Mit diesem Auge können wir die Wahrheit sehen. Konzentriere dich auf deine Atmung und blicke durch dein drittes Auge. Ich werde nun einen Moment schweigen und dich in dieses alte Leben reisen lassen. Nimm mich auf allen deinen Wegen mit. Sprich mit mir ungeniert und unzensiert. Lass mich an allem teilhaben, was geschieht."

Ich höre Herrn Schmitt, nehme aber gleichzeitig wahr, dass das Licht grell wird. Aber ich habe doch meine Augen zu, eine Augenmaske auf und noch einen Schal darüber. Wieso ist es denn so hell zwischen meinen Augen? Nein, ich höre jetzt auf, mir Fragen und Antworten zu stellen. Ich entschließe mich, dem Prozess zu vertrauen. Es wird unglaublich sein, was ich in den nächsten Stunden erleben werde. Ich konzentriere mich mit meinen geschlossenen Augen auf das goldgelbe Licht zwischen meinen Augen. Mein Körper ist absolut ruhig und tiefenentspannt. Die innere Aufmerksamkeit ist hoch fokussiert. Plötzlich kommt ein Bild. Zack, es ist einfach da und bleibt stehen, so dass ich es beobachten kann. Ich schaue aus meinen Augen und kann meine Umgebung leicht wahrnehmen.

Zuerst geht mein Blick an mir selbst herunter. Ich stelle fest, dass ich ein viktorianisches Kleid mit weißer Spitze trage und in einem alten Herrenhaus im ersten Stock stehe. Es fühlt sich an, als ob ich hier wohne und es mein Elternhaus ist. Ich berichte all meine Sinneswahrnehmungen und das ich circa 14 Jahre sei. Herr Schmitt lenkt mich behutsam und einfühlend durch diesen Prozess. Ich lasse mich von einer inneren Kraft führen und beobachte neugierig, was geschieht. Es ist ein sehr eindrucksvolles Haus, in dem ich lebe. Ich scheine auch nicht alleine zu sein. Plötzlich verspüre ich ein Gefühl, dass unten in der Küche mein Vater sitzt und sich mit fremden Männern unterhält. Eigentlich darf ich gar nicht hier im Flur sein, denn die Gespräche gehen eine junge Frau wie mich nichts an. Aber ich bin neugierig. Wie auf Samtpfoten schleiche ich die dunkle, lange Holztreppe des alten Herrenhauses hinunter bis zur imposanten Holzstanduhr, die am Ende der Treppe steht. Ich beobachte das schwingende Pendel. Leicht wie eine Feder bewege ich mich die Treppen hinunter. Ich hoffe, das leise knackende Holz verrät mich nicht. Ich halte die Luft an... puh, unten angekommen. Ich muss stehen bleiben. Mein Magen fühlt sich seltsam an, es verändert sich etwas. Plötzlich weiß ich, warum die Männer bei meinem Vater sind!!! Ich habe ein Gefühl, ein tiefes inneres Wissen. Mein Vater verkauft meinen kleinen Bruder. Er hat eine geistige Behinderung und ist als Nachfolger nicht zu gebrauchen.

All diese Erfahrungen schildere ich Herrn Schmitt. Er fragt mich, wie er mich nennen darf. Ich antworte wie selbstverständlich: "Sue, ich heiße Sue." Gleichzeitig bin ich erstaunt, wie sicher dieser Name aus mir herauskommt. Es gibt keinen Zweifel. ICH BIN Alexandra und Sue zugleich. Es ist total abgefahren. Nun lasse ich noch ein bisschen mehr los und vertraue allem, was kommt. Das Loslassen ist der Knackpunkt, plötzlich weiß ich noch mehr. Ich sage Herrn Schmitt, dass wir das Jahr 1886 haben und ich in Connacht lebe. In welchem Land das sei, weiß ich in diesem Moment nicht, aber das Internet hat es mir nach der

Reinkarnation verraten. Es bringt mich noch heute zum Staunen, denn Connacht befindet sich im westlichen Teil Irlands. Es stellt meine tiefe innere Verbindung zu den Kleeblättern dar. Es ist meine alte Heimat, mein altes Leben. Seit ich denken kann, faszinieren mich Kleeblätter. Noch nie zuvor habe ich diesen Namen gehört, denn mit Irland habe ich mich noch nie bewusst beschäftigt.

„Und was geschieht jetzt Sue? Wie geht es weiter?" Als Sue bewege ich mich über den knarrenden Dielenboden. Ich schaue in die Küche. Mein Vater redet mit den beiden Männern. Ich kann nicht hören, was sie sagen, aber ich weiß mit absoluter Sicherheit, dass ich an diesem Tag meinen kleinen Bruder das letzte Mal gesehen habe. Mein Vater hat ihn tatsächlich verkauft. Die Geldübergabe findet statt. In der Küche ist es still. Ich fühle das kalte, unausgesprochene Gesetz, das zwischen den Männern und meinem Vater herrscht. Eine tiefe Traurigkeit überkommt mich. Meine Mutter ist bei meiner Geburt gestorben. Ich werde in Zukunft nur noch mit meinem Vater in diesem großen Herrenhaus leben. Es herrscht eine Eiseskälte in diesem Haus, keine Liebe. Einsamkeit überkommt mich, denn mein Vater ist alles andere als liebevoll. In meiner Traurigkeit versinke ich.

Ein paar Minuten später höre ich Herrn Schmitts Stimme: "Sue, wir gehen nun zu der nächsten wichtigen Lebensszene aus deinem Leben. Konzentriere dich einfach auf deinen Atem und beobachte, wie sich dein Brustkorb hebt und senkt. Gleich befindest du dich in der nächsten wichtigen Lebensszene. Bei der Zahl drei bist du dort... 1... 2... und 3... wo bist du, Sue?"

Schlagartig verändert sich die Szenerie in meinen visuellen Gedanken. Ich sehe mich plötzlich vor dem Herrenhaus draußen, sitzend in der Schaukel auf der Veranda. Es ist ein herrlicher, sonniger Tag. Ich schaue auf den kilometerlangen Sandweg, der mit Bäumen wie in einer Allee umrandet ist. Ein wunderschöner Ausblick auf dieses idyllische Land. Ich fühle mich innerlich vogelfrei, leicht und ein bisschen wie verliebt. Aus meinem Körper heraus strahle ich und beobachte neugierig, wie meine Gefühle und die Bilder in meinem Kopf weiter entstehen. Ich bin so glücklich, ganz anders als noch in der vorherigen Szene. Diesen Gefühlszustand berichte ich Herrn Schmitt. Er fragt mich, warum ich so glücklich sei. Überraschend kommt ein junger Mann um die Ecke. Er trägt eine hellgraue Latzhose und ein dunkles Hemd, das bis zu seinen Oberarmen hochgeschlagen ist. Sein Gesicht kann ich noch nicht genau erkennen, da er einen Strohhut tief ins Gesicht trägt und ich in die

Sonne schaue. Mein Herz beginnt wie wild zu tanzen. Alles in mir freut sich riesig, diesen jungen Mann zu sehen. Ich merke, wie ich auf der Schaukel ein so breites Grinsen auflege, dass mir schon die Wangen wehtun. Ich bin ja verliebt bis über beide Ohren! Und er ist auch in mich verliebt. Ach, wie toll ist das denn? Dieses Gefühl habe ich seit vielen Jahren in der Gegenwart nicht mehr erlebt. Aber hier, in diesem Leben, war es da. Es fühlt sich unbeschreiblich an. So leicht, himmlisch, getragen von einem zarten Kribbeln in meinem ganzen Körper. Alles hüpft und tanzt in mir. Ich kann es kaum erwarten, sein Gesicht, seine Augen und sein Lächeln zu sehen. Gebannt blicke ich auf diesen Mann, der mit leichten Schritten auf mich zukommt. Ich fixiere ihn. Ich bin aufgeregt, neugierig, vorfreudig und könnte schon jetzt aufspringen, um ihm in die Arme zu fallen - STOP! Das darf ich nicht. Mein Gefühl ändert sich gerade. Eine tiefe Schwere überkommt mich. Unerwartet trage ich ein tiefes Wissen in mir, in welchem Zusammenhang ich zu diesem jungen Mann stehe. Es ist John, unser Stallknecht. Wir sind beide ineinander verliebt, dürfen aber unsere Liebe nicht zeigen, denn mein Vater würde dies nicht dulden. Johns Anwesenheit ist stärker als das Gefühl. Ich fixiere ihn wieder. Während er auf mich zukommt, hebt John leicht den Kopf, nimmt seine rechte Hand zur Hutspitze und zieht ihn leicht an. Er schaut mir in die Augen und sagt verschmitzt:

"Guten Morgen, ma'am." Mich trifft der Schlag! Diese Augen! Oh mein Gott! In diesem Moment weiß ich, woher ich diese Augen kenne. Das sind doch die Augen... oder? Ja, natürlich! Kann das sein? Das sind die Augen meines Ex-Freundes in der Gegenwart. In diesem Moment bin ich sprachlos, ziemlich lange sogar. Es müssen mehrere Minuten gewesen sein. Herr Schmitt fragt mich ganz sanft, welche Erkenntnis ich gerade erfahren habe. Ich berichte ihm von meinen Erfahrungen.

Er antwortet: "In den Augen erkennen wir die Seele eines anderen Menschen." Ich kann das alles im ersten Moment sehr schwer einordnen. Für den Verstand, der in einer Reinkarnation bis auf das Nötigste dabei sein muss, ist es schwer zu begreifen, dass eine Person in einem alten Leben äußerlich komplett anders aussieht. Ihre Persönlichkeit gleicht nicht ansatzweise der, die sie heute ist. Aber der Blick in die Augen verrät, dass es die Seele ist, mit der wir im gegenwärtigen Leben zu tun haben. Ein unfassbarer Moment. Unsere Seele hat unendlich viele Inkarnationen erlebt. Sie ist in allen denkbaren Konstellationen mit ihrer Seelenfamilie gereist, um ihre Erfahrungen zu sammeln. Mal ist sie ein Mann, mal eine Frau. In einem anderen Leben kann sie sich für ein menschliches Geschlecht nicht entscheiden, obwohl sie körperlich und optisch eindeutig zuzuordnen ist.

Betrachten wir im ersten Schritt die Seele als ein unendlich "lebendes" Wesen. Sie ist keine männliche oder weibliche Energie. Sie ist androgyn. Sie ist und bleibt unendlich. Bei dieser Vorstellung kommt uns Menschen die erste Begrenzung in den Kopf. Unser Verstand hat ein Problem mit der Vorstellung von Unendlichkeit. Alles hat einen Anfang und ein Ende für unseren Verstand. Stelle dir das Universum vor. Es ist unendlich. Kannst du dir das vorstellen? Es ist schwierig, ich weiß. Die Seele stirbt nie. Sie ist unendlich. Nur ihr menschliches Gefäß, was wir Körper nennen, werden wir gehen lassen.

Die Seele reist in unzählige Leben. Sie will sich in einem menschlichen Körper erfahren und wachsen. Das Mensch-Sein ermöglicht ihr viele Erfahrungen. Gefühle, Eindrücke, Entscheidungen, Sinneswahrnehmungen und vieles mehr erlebt sie. Das kann sie als Seele auf ihrer Ebene nicht erleben. Mit anderen Seelen beschließt sie, ihre Seelenreise zu einer bestimmten Epoche anzutreten. Der Prozess ist hochkomplex und auf menschlicher Ebene schwer zu erklären. Es gibt unendlich viele Aspekte, Übereinstimmungen und höhere Kräfte, die beteiligt sind. Nichts geschieht aus Zufall. Alles hat seinen Plan.

Wir alle gehören zu einer bestimmten Seelenfamilie. Man kann es sich wie ein Volk vorstellen. Alle in dieser Familie wollen viele Erfahrungen auf der menschlichen Ebene sammeln. Und so kommt es, dass unsere Mutter im gegenwärtigen Leben in einer anderen Inkarnation unser Bruder war und umgekehrt. Oder der Ehemann war im alten Leben das heutige Kind und das Kind war deine Schwester. Es sind viele Konstellationen möglich. Auf der Seelenebene sind alle Gruppierungen erwünscht. Jede Seele will in jede "Rolle" hineinschauen und schlüpfen können. Während einer Reinkarnation führen solche "Augen-Blicke" oft zu tiefen Aha-Erlebnissen.

Am liebsten würde ich John um den Hals springen, aber das darf ich nicht. Mein Vater könnte uns sehen und John müsste von unserem Anwesen gehen. Das wollen wir nicht riskieren. John schaut sich um, schenkt mir sein schönstes Lächeln und flüstert leise: "Bei Sonnendämmerung wieder an unserem Platz?" Ich bin fixiert auf ihn und seine Ausstrahlung. Ich lächle ihn total verliebt an. Mein Kopf nickt ganz leicht, um ihm ein heimliches, aber freudiges 'Ja' zu signalisieren. Heiliger Bimbam, bin ich verknallt in John. Herr Schmitt lässt mich in dieser Situation verweilen. Er scheint zu merken, dass mir die Begegnung mit dieser Einsicht sehr wichtig ist. Während der Ruhezeit denke ich an meinen gegenwärtigen Ex-Freund. Gleichzeitig frage ich mich tief im Hintergrund, was später bei unserer Verabredung an unserem "geheimen Platz" wohl geschehen würde. Mit allem hätte ich gerechnet, aber nicht mit dem, was gleich kommt.

"Ich möchte nun, dass wir diesen Schauplatz verlassen und du mit jeder Zahl, die ich zähle, in eine weitere wichtige Lebenssituation von Sue reist," höre ich es aus fernem Hintergrund. Ach, Herr Schmitt….er ist ja auch noch da. Es sind so viele Eindrücke und Erkenntnisse, die ich in diesem Moment erlebe. Und das auch noch zeitgleich. Ich habe das Gefühl, als sei ich multidimensional, da ich mich in vielen verschiedenen Zeitzonen aufhalte. Absolut faszinierend und eindrucksvoll.

"3… du atmest ruhig und gleichmäßig, konzentrierst dich nur auf deinen Atem… 2… du befindest dich gleich in der nächsten wichtigen Lebensszene von Sue… und 1… befinde dich nun dort, genau an diesem für dich wichtigen Schauplatz, was deine Seele dich wissen lassen möchte." Innerlich bin ich auf höchster Anspannung und absolut fokussiert. Ich bin gespannt, welche Bilder und Eindrücke sich mir gleich zeigen werden. Es dauert einen kleinen Moment. Vor mir erstreckt sich ein langer Weg. Ich weiß, dass ich nach rechts lang aus meinem Zuhause gelaufen bin. Es ist ein herrlich warmer Sommerabend, die Sonne neigt sich langsam der Erde zu. Die Vögel zwitschern in den grünen Bäumen, und der Wind lässt die Blätter der Bäume am schönen Wiesenweg hin und her tanzen. Langsam gehen kann ich nicht, ich springe wie ein kleines Mädchen, um vorwärtszukommen. Ich muss aber gleichzeitig aufpassen, dass meine Spange im Haar nicht verrutscht, denn ich habe mich doch extra so hübsch für John gemacht. Uhlalaaaaa, ich gehe zu unserer Verabredung, welche wir heute Mittag an der Veranda getroffen haben! Das ist ja spannend und ich bin voller Vorfreude. Locker, leicht und fröhlich springe ich immer wieder auf und ab und freue mich riesig, gleich John zu treffen.

Nach einer kleinen Weile am Wiesenweg laufend, biege ich nach links in einen kleinen Weg ein. Rechts und links ranken Schilf und Gräser tief über meine Knie, und mit meinen ausgestreckten Händen berühre ich sie sanft. Ein herrlicher Ort in der Natur, und ich weiß tief in meinem Inneren, dass John gleich auf mich wartet. Der Weg endet an einen kleinen Steg direkt am Wasser. Und da steht John. Ich sehe ihn nur von hinten, aber mein Herz schlägt vor Freude bis zum Hals. Ich kann es kaum erwarten, ihn zu berühren, ihm in die Arme zu fallen. Soll ich mich langsam an ihn heranschleichen und ihn dann erschrecken? Während sich meine Vorfreude in einem unendlichen Ausmaß in mir erstreckt, dreht sich John um. Ich schmelze dahin. Seine braunen, leicht lockigen Haare fallen links und rechts leicht auf seine Wangen. Er lächelt mich an und breitet seine Arme aus. Ich kann es kaum erwarten und meine Beine laufen von allein los. Ich renne und renne, nehme immer mehr Tempo auf. Meine Sehnsucht ist immens groß. Vorfreude, Verlangen, Begehren... tiefe Sehnsucht. Endlich können wir uns gleich berühren.

Ich falle John in die ausgebreiteten Arme, die mich fest umschlingen. Wir drehen uns auf dem Steg im Kreis, lachen und kichern. Ich rieche ihn, fühle ihn und drücke mich ganz fest an seinen Körper. Ich liebe ihn so sehr. Aus heutiger Sicht, mit meinen 50 Jahren, kann ich mich nicht daran erinnern, jemals ein solches Gefühl wieder erlebt zu haben. Jegliche Gefühle können nicht beschreiben, welche tief berührende Liebe ich in diesem Moment gefühlt habe. Auf der Liege bei Herrn Schmitt fange ich vor Glückseligkeit an zu weinen. Tränen laufen mir unter der Augenmaske und dem Schal die Wangen hinunter. Hier ist das Gefühl, das ich in meiner Gegenwart so sehr vermisse! Herr Schmitt bemerkt dies und lässt mich lange Zeit in diesem Moment. Es scheint so, als ob wir uns stundenlang auf diesem Steg drehen und nicht voneinander loslassen können. Tiefe Berührungen, Seelenkontakt, inniger als Sex. Heute weiß ich, dass unsere beiden Seelen sich tief berührt haben. Herr Schmitt lässt mich etwa fünfzehn Minuten in dieser

Situation verweilen. Einfach nur spüren, fühlen, das Gefühl aufsaugen und genießen. Das war gut so.

Eine andere Stimmung beginnt sich aus dem Tiefsten meines Körpers zu zeigen. Ein Gefühl tief aus meinem Unterleib, durch all meine Organe, die Wirbelsäule hinauf, durch meinen Kopf direkt in mein Herz. "Ach du Scheiße, was ist denn jetzt los?" sage ich zu Herrn Schmitt. Es ändert sich etwas, aber es ist nicht das visuelle Bild. John schleudert mich weiterhin fest umschlungen auf dem Steg. Aber was ist mit meinem Gefühl? Was ist bloß los? Meine Augenbrauen ziehen sich unter der Maske zu einem grimmigen Blick zusammen. Meine Hände auf der Liege fangen leicht an zu krümmen. Irgendetwas geschieht hier gerade — und zwar nicht zum Positiven.

Herr Schmitt sagt: "Lass es einfach geschehen, alles wird gut. Sorge dich nicht und beobachte. Ich bin bei dir, du bist in bester Obhut." Was soll das heißen? Sorge dich nicht? Was passiert denn jetzt? Ich kann mich nicht gegen das Gefühl wehren, das sich in meinem ganzen Körper ausbreitet. Plötzlich weiß ich, dass ich sterben werde. Mein Leben als Sue wird zu Ende gehen. Nein, bitte nicht! Es ist doch gerade so schön. Jetzt doch nicht. Nein, nicht hier in diesem Moment. Es ist doch alles gut. Ich bin doch so verliebt und frei.

Aber meine Seele hat einen anderen Plan. Ich spüre, wie John und ich uns auf dem Steg immer schneller drehen, lachen und kichern. Die Freude wandelt sich in tiefe Angst. Ich kann John nichts sagen, denn ich weiß, er hört mich nicht. Es ist eine Verabredung auf höchster Seelenebene, denn John wird mir helfen, zu sterben. Unfreiwillig. Ich spüre während dem Drehen, dass seine Hände um meine Taille immer lockerer werden. Wir haben so viel Fahrt aufgenommen, dass auch ich mich nicht mehr an ihm festhalten kann. In Zeitlupe spüre ich, wie ich langsam von ihm wegrutsche und wir uns nicht mehr halten können. Ich rutsche aus seinen kräftigen Armen und falle in das Wasser. „Ich kann nicht schwimmen… ich kann nicht schwimmen… oh Gott", schreie ich laut heraus. In diesem Moment ist es mir völlig egal, ob halb Frankfurt meine verzweifelten Schreie hört. ICH STERBE!!! Und fühle, dass ich mich nicht dagegen wehren kann. Es ist wie ein Ausrufezeichen. Hier gibt es nichts mehr zu ändern, nichts zu tun. Angst, Panik, Luftnot. Ich kann mich diesem Prozess nur hingeben. Alles andere ist wehren gegen etwas, das ich nicht beeinflussen kann. Eine höhere Macht übernimmt. Ich habe keine Chance, als Sue weiterzuleben. Ich spüre, wie ich mit einem großen Schwung rücklings in das tiefe Wasser falle. Meine Hände sind weit ausgebreitet, seit John mich nicht mehr halten kann. Ich kann aus dem Wasser nach oben erkennen, wie die

Hände von John wie wild im Wasser nach mir suchen. Aber ich kann in diesem Moment nichts tun. Aus der Tiefe sehe ich, wie John sich noch auf den Steg legt und sein halber Oberkörper ins Wasser ragt, um mich zu greifen. Aber all das nutzt nichts. Sue wird sterben und meine Seele möchte das so.

Ich erlebe mit jeder Zelle, wie ich im Wasser meinen letzten Atemzug nehme und mein Körper in das tiefe Gewässer sinkt. Meine Augen sehen alles, obwohl ich nicht mehr atme. STILLE! Es gibt keine Geräusche, keine Bewegungen. Tiefe innere Ruhe tritt ein. In diesem Moment bin ich voll in meinem Film. Zeit und Raum existieren nicht. Alles ist eins. Das Wasser, ich als Sue und Alexandra, die Situation. Es ist der Punkt, an dem die Seele den Körper verlässt. Der Körper erhält keine Seelenenergie mehr. Es fühlt sich an, als würde der Stecker aus dem Körper gezogen, aber auf einer anderen Ebene lebe ich weiter. Dieser Übergang ist einer der wundervollsten Prozesse, die ich erlebt habe. Das Gefühl ist schwer zu beschreiben. Es fehlen die menschlichen Worte. Die Stille ist unbeschreiblich schön, magisch und faszinierend. Es gibt eine Vertrautheit und eine Sicherheit des absoluten Glücks. Plötzlich wird es hell. Das Licht ist überall, hell und warm. Es ist in keiner Richtung festzuhalten. Es ist allseits.

"Was geschieht jetzt, wie geht es weiter?" höre ich Herrn Schmitt sagen. Ich versuche, das unfassbar schöne Geschenk in Worte zu fassen. Alles in mir und um mich ist von göttlicher Liebe und Wärme erfasst. Ein Gefühl höchster Vertrautheit umhüllt mein Sein. Ich weiß nicht, wer oder was ich bin. Ich bin einfach. Ich bin Essenz, fühle mich wie ein Schleier, wie ein Hauch im Wind. Ich könnte pusten und schweben, aber gleichzeitig trägt mich ewige Unendlichkeit. Ich bin von einem goldenen, hellen Licht umgeben. Die Farbe lässt sich nicht mit menschlichen Augen erklären. Das Licht ist ALLES. Jahre danach überlege ich, wie ich dieses Licht beschreiben kann. ALLES trifft es am besten in meiner Wahrheit. Diese unendliche Liebe (auf nicht menschlicher Ebene) und die Wahrheit meines wahren Seins lassen mich Empfindungen erleben, die nur auf dieser Ebene erreichbar sind.

Ich spüre, wie mein wahres Sein - meine Seele - also ich!!! auf einer weiteren Ebene schwebt. Auf dieser Ebene sind Erkenntnisse und Wahrheiten nicht mehr über Worte zu übermitteln. Ich kann nur noch fühlen. Worte spielen hier keine Rolle. In dieser Dimension können Antworten auf Fragen kommen, die nicht gestellt werden. Es genügt die Absicht, etwas wissen zu wollen, und die Antwort ist direkt im System. Ich kann es mit Telepathie beschreiben. Der Austausch findet über Frequenzen statt. Es gibt kein Überlegen, kein Grübeln, keine Unwahrheit oder Verheimlichung. Es existiert nur "so-ist-es". Ein unfassbarer Moment der Glückseligkeit und Einheit mit allem Sein tritt ein.

Herr Schmitt stellt mir Fragen, die ich auf einer anderen Dimensionsebene beantworten kann. Es sind die Fragen, die ich vor meiner Reinkarnation wissen wollte. Ich kann sie alle aus der absoluten Wahrheit beantworten. Diese Antworten kommen direkt von meinem höheren Bewusstsein, meiner Seele, aus meiner tiefsten wahren Essenz. Sie kommen nicht von Alexandra oder Sue. Mein gegenwärtiger Verstand und mein Gehirn übersetzen nur, was ich fühle, und bringen es auf menschlicher Ebene zum Ausdruck. Auf dieser Ebene werden alle meine Ängste vor dem tiefen Wasser aufgelöst.

Ich lasse sie einfach los und erkenne, dass sie aus einem alten Leben stammen und mir nun nicht mehr dienen. Immer wieder nehme ich wahr, dass ich niemals allein bin. Als Mensch auf Erden haben wir oft das Gefühl, getrennt und allein zu sein. Auf dieser Ebene gilt dieses Gesetz nicht. Wir sind mit allem verbunden. In mir herrscht eine so tiefe Ruhe, wie ich sie das letzte Mal während meiner Nahtoderfahrung erlebt habe. Ich habe das starke Gefühl, zu wissen, wer ich wirklich bin. Ich bin eine Seele, die sich diesen

Körper für ihre Reise als Alexandra ausgesucht hat. Herr Schmitt lässt mich noch eine Weile in diesem Zustand. Nachdem ich keine weiteren Fragen an meine Seele hatte, holt er mich aus der Hypnose.

Für dieses Buch habe ich nicht alle meine Erfahrungen in dem Leben als Sue beschrieben. Es waren noch viele mehr, die aber den Rahmen sprengen würden. Insgesamt war ich vier Stunden in der Reinkarnation. Mit all diesen tiefen Erfahrungen werde ich nach und nach von Herrn Schmitt in die Gegenwart zurückgeholt.

Nie hätte ich erwartet, dass mich diese Reise in ein vollkommen neues Leben führen würde. Hypnose und Reinkarnation möchte ich auch lernen und andere Menschen dabei unterstützen, das zu erleben, was mir widerfahren ist. Ein weiterer Schritt, um die Reise zu sich selbst zu finden.

Kurz danach sitze ich wieder in der S-Bahn. Meine gewohnte Playlist läuft, aber ich nehme sie nicht wahr. Ich bin tief in mir selbst verankert und denke an die unglaublichen Informationen und Bilder der letzten Stunden. Noch kann ich es nicht ganz glauben und verarbeiten. Ich starre aus dem Fenster und beobachte die vorbeirasenden Landschaften, bemerke aber weder die Fahrgäste noch die Haltestellen.

Etwas Grundlegendes hat sich in mir verändert. Seit diesem Tag weiß und fühle ich, dass ich etwas in mir trage, dass viel größer und unendlicher ist als ich. Es fühlt sich so vertraut an. **Seit diesem Tag habe ich mich nie mehr innerlich allein gefühlt.**

Meine Seele hat wohl viele Inkarnationen darauf gewartet, sich mir endlich zeigen zu können. In mir entsteht ein tiefer Wunsch, anderen Menschen zu helfen, auch in Hypnose zu gelangen und das Geschenk zu erleben, das ich heute bekommen habe. Daher beschäftige ich mich in den kommenden Monaten und Jahren intensiv mit Hypnose und Reinkarnation. Nach der Arbeit lese ich Bücher und schaue Videos über das Thema. Es interessiert mich brennend, und ich lerne immer mehr über die wundervollen Werkzeuge der Hypnose und was sie alles kann. Ich habe am eigenen Leib erfahren:

„In der Stille hörst du die lautesten Antworten deines Lebens"

10. Expertenwissen Reinkarnation

Wenn die Seele sich vom menschlichen Körper löst und in die astrale Ebene gelangt, können wir in einer Reinkarnation Antworten auf ungelöste Fragen bekommen, die unser Verstand nicht beantworten kann. Der Verstand ist begrenzt und dient dem täglichen Leben und Überleben. Er ist jedoch nicht dafür geeignet, weit und unendlich zu denken. Der Verstand ist ein Konstrukt, das wir zum Leben brauchen, uns aber bei der spirituellen Entwicklung im Weg steht. Um tiefere Antworten zu erhalten, müssen wir erkennen, dass es außerhalb unseres bewussten Verstandes Ereignisse gibt, die alle Antworten und Lösungen für unsere Ängste, Sorgen und Probleme bereithalten. Es gibt individuelle Methoden, um den spirituellen Weg zu gehen. Wenn wir den Verstand in den Hintergrund rücken lassen, kann unser wahres Selbst hervortreten, und wir können unser volles Potenzial leben. Dies bedeutet ein Leben auf der Erde mit absoluter Gesundheit, Reichtum auf allen Ebenen und Liebe in unendlichen Formen.

Wer in einer Reinkarnation den Tod erlebt, wird tiefgehende Antworten für sein gegenwärtiges Leben erhalten. In einer Reinkarnation können alle Aspekte unseres Lebens angesprochen werden, sei es körperlich, geistig oder spirituell. Die Seele möchte ihre Erfahrungen auf der Erde erleben, und alles ist gut, so wie es ist. Das klingt für jemanden, der heftige Schicksalsschläge erlebt, wenig tröstlich. Doch dürfen wir uns bewusst machen, dass Mensch und Seele ihre

Erfahrungen auf völlig unterschiedlichen Ebenen erleben.

Ein Beispiel dazu: Stelle dir einen obdachlosen Menschen vor. Er liegt jeden Tag auf demselben Karton und bettelt, um Essen und Trinken kaufen zu können. Während die Menschen vorbeigehen, denken sie vielleicht: "Was für ein Abschaum, kann er nicht woanders hin? Muss er hier liegen? Was für ein schlechtes Bild für meine Kinder." Andere denken: "Igitt, ist er ungepflegt. Ekelhaft, so tief zu sinken." Doch ich fühle großen Respekt für diesen Menschen. Er ist eine Seele, die in diesem Leben Armut erfahren möchte, um daran zu wachsen. Hat diese Seele diese Erfahrung gemacht, wird sie das nie mehr erleben müssen.

Ich gebe ihm eine Münze und wenn er sich bedanken kann, schaue ich ihm tief in die Augen und schenke seiner Seele den höchsten Respekt. Ich möchte euch ermutigen, ALLE Menschen aus Seelenebene zu betrachten.

Viele Seelen scheitern aus menschlicher Sicht, aber auf Seelenebene sind sie unendlich reich!!!

Zugegeben, dieses Denken erfordert ein hohes Bewusstsein und auch Wiederholung, um zu verstehen, dass dort etwas viel Umfassenderes dahintersteckt. Wenn wir beginnen, jeden Menschen auf dieser Ebene zu betrachten, werden wir feststellen, dass wir unsere menschlichen Meinungen und antrainierte Glaubenssätze anderen gegenüber grundlegend ändern können.

Frage dich immer wieder bei den Menschen in deiner Umgebung: Was könnte seine/ihre Seele durch diese Erfahrungen lernen wollen? Worin hält er/sie sein Leben lang fest? Welche tiefgehende Erkenntnis braucht die Seele in diesem Körper zum Wachstum? Wenn du bereit bist, hinter die Kulissen zu schauen und die Menschen aus Seelenebene betrachtest, wirst du feststellen, dass du ihn auf einer anderen Ebene verstehen wirst. Es gibt Menschen, die ihr Leben lang nicht aus ihrer Lethargie herauskommen. Auf menschlicher Ebene betrachtet man es als Desaster. Sicherlich kennst du auch so eine Person. Streit und Unverständnis beherrschen die Beziehung. Du nimmst Zündstoff aus einer Beziehung, wenn du verstehst, dass die Seele diese Erfahrung braucht und der Mensch tun kann, was er will. Wenn seine Seele dieses Erlebnis braucht, ist es für den Menschen und sein Umfeld extrem schwierig, dies zu ändern.

Glücklicherweise gibt es heutzutage tolle Möglichkeiten und Methoden, um zu seinen Seelenantworten zu kommen. Reinkarnation ist nur eine davon.

<u>Fragen und Antworten</u>

Wann lohnt sich für mich eine Reinkarnation?

Du wirst es spüren, wenn die Zeit dafür reif ist. Es ist ein innerer Ruf, plötzlich begegnet dir dieses Thema vermehrt. Du hast dir vielleicht schon Videos oder Hörbücher heruntergeladen. Deine Seele bereitet dich langsam darauf vor, wenn sie dir etwas sagen möchte. Und das kann mit solchen kleinen Hinweisen kommen, wenn deine Aufmerksamkeit darauf gelenkt wird. Auf einmal fängst du an, dich damit zu beschäftigen und stellst dir die Frage, ob du schon einmal gelebt hast. Was hast du vielleicht aus diesem alten Leben in dein heutiges Leben mitgenommen? Es sind vielleicht Angewohnheiten oder Ängste, die du schon immer hast. Nicht erklärbare, immer wiederkehrende Glaubensmuster oder Verhaltensweisen. Vielleicht hast du auch das Gefühl, ein karmischer Hintergrund steckt in einer deiner Beziehungsmuster. Bist du eventuell auf der Suche nach einer Antwort, weshalb dir immer dieselben Muster passieren? Seitdem du denken kannst, möchtest du eine Antwort auf eine Frage und kannst sie mit deinem menschlichen Verstand nicht lösen. Vielleicht hast du auch ein familiäres oder gesundheitliches Thema mit in diese Geburt gebracht und sehnst dich nach Auflösung.

In einer Reinkarnation können wir sämtliche Verstrickungen, Versprechungen, Gelübde und Eide lösen, sofern die Seele dazu bereit ist. Wenn sie nicht bereit ist, erhältst du Antworten darüber. Alte Anhaftungen können sich lösen, sodass du dich auf jeder Ebene freier fühlst. Gleichzeitig finden wir in deinen Reisen im vergangenen Leben heraus, welche Begabungen, Talente und Fähigkeiten du im alten Leben besessen hast und ob du sie in deinem gegenwärtigen Leben auch reaktivieren kannst. Du erhältst immer nur die Antworten, die für deinen momentanen Lebensweg wichtig sind. Alte Muster dürfen gelöst werden, während deine Berufung in den Vordergrund rückt.

Wie fühlt sich eine Reinkarnationsreise an?

In einer Reinkarnation erlebst du zwei oder mehrere Realitäten. Ich beschreibe es meinen Klienten so: Stelle dir vor, du gehst ins Kino. Du wählst einen bestimmten Film und ein Kino aus. Du nimmst eine weitere Person mit. Ihr betretet den Kinosaal (die Praxis) und nehmt Platz. Popcorn und Getränke finden ihren Platz in der Halterung. Du bist mit deiner ganzen

Gegenwart im Kino. Du spürst den Kinosessel (die Liege in der Praxis) und nimmst deine Begleitung wahr (den Reinkarnationstherapeuten). Du weißt, dort bist du sicher. Du kannst jederzeit aufstehen und auf die Toilette gehen und bekommst trotzdem alles vom Film mit. Plötzlich geht der Vorhang auf und der Film beginnt. Es ist ein Film, der dich fesselt, mitnimmt und bewegt (dein vergangenes Leben). Du siehst, hörst, fühlst und schmeckst den Film. Spannung, Zittern, Freude, Tränen, Verwunderung, Freude, Ekstase, Leid und all diese Emotionen werden gefühlt und aus einer Beobachterperspektive wahrgenommen. Du vergisst immer wieder, dass du im Kino bist, aber du kannst dich jederzeit mit deiner Begleitung über den Film unterhalten. In diesem Moment bist du in zwei Realitäten. Du weißt: Du bist im Kino (Praxis), aber siehst gleichzeitig dein vergangenes Leben (Kinofilm). Mit einem Vorteil für dich - du bist Zuschauer und spielst gleichzeitig die Hauptrolle! Ist das nicht spannend?

Kann ich mich danach an alles erinnern?

Du kannst dich nach deiner Reinkarnationsreise an alles erinnern. Die Bilder und Erfahrungen bleiben dir erhalten. Für mich fühlt es sich an, als könntest du dich dein ganzes Leben an einen Traum erinnern. Im Gegensatz zu Träumen verschwindet diese Erinnerung nicht, da du mit deinem bewussten Verstand dabei bist und nicht schläfst. Meine erste Reise in ein vergangenes Leben als Sue ist zehn Jahre her. Ich kann dir jede Szene detailliert beschreiben, erzählen und fühlen.

Darf ich meine Reinkarnationsreise als Audio aufnehmen?

Natürlich darfst du deine Reise in vergangene Leben aufnehmen. Dein Smartphone bietet sich dafür an. Aber du wirst es nie wieder benötigen, um dich daran zu erinnern. Höchstens spielst du es mal deinen Lieben vor, um zu zeigen, welche tolle Erfahrung du gemacht hast. Zudem sprichst du in diesem Trance-Zustand leiser und die Tonqualität ist nicht die beste. Es steht dir frei, ob du es aufnehmen möchtest oder nicht.

Ist eine Reinkarnation gefährlich?

Nein, bei einem erfahrenen und ausgebildeten Reinkarnationsleiter ist sie nicht gefährlich. Sie unterstützt dich auf Seelenebene, um dein volles Potenzial zu erfahren. Es schreckt einige Menschen ab, wenn sie hören, dass sie den Vorgang des Sterbens erleben werden. Es gibt jedoch Reinkarnationsleiter, die diesen Prozess mit dir nicht durchlaufen. Das Sterben geschieht eher aus der "Beobachterperspektive" als auf körperlicher Basis. In einer brenzligen Situation schlägt dein Herz schneller, aber dein System unterstützt dich bestmöglich. Du wirst nur mit dem konfrontiert, was du verarbeiten kannst. Voraussetzung ist, dass du keine geistigen oder körperlichen Einschränkungen hast, die gründlich bei der Anamnese besprochen werden. Es gibt psychische und körperliche Beeinträchtigungen, bei denen eine Reinkarnation nicht empfehlenswert ist.

Wie verhalte ich mich am besten während der Sitzung?

Wichtig ist, dem Reinkarnationsleiter jederzeit zu folgen. Er ist ausgebildet, dich in allen Situationen zu unterstützen und zu begleiten. Deine komplette Aufmerksamkeit liegt bei seinen Worten. Auch dein höheres Bewusstsein ist sehr aktiv und wird dich leiten. Es zeigt dir wichtige Begebenheiten, die du noch einmal anschauen darfst. Vertraue dir selbst und dem Therapeuten. Lass dich fallen und versuche, deinen Verstand nach hinten zu rücken. Im Laufe der Sitzung wird es dir immer leichter fallen, nicht alles zu bewerten und zu hinterfragen. Dein Verstand tritt in den Hintergrund, und dein tiefes inneres Wissen rückt in den Vordergrund. Vertraue auf die Bilder, Gefühle und Szenen, die sich in deinem Leben entwickeln. Sei dein eigener Beobachter und fühle, wie nahe du dir selbst kommen kannst. Spüre die Magie deiner Seele.

Wie bereite ich mich vor und was muss ich danach beachten?

Eine Reinkarnationsreise ist eine neue Erfahrung für dein gesamtes System. Du darfst dir davor und danach ausreichend Zeit nehmen, um alles zu verarbeiten. Vor einer Sitzung solltest du keinen Kaffee oder Energy-Drinks zu dir nehmen, da es dir schwerer fallen kann, entspannt zu sein. Nach der Reinkarnationssitzung empfehle ich, in die Natur zu gehen oder es sich zu Hause gemütlich zu machen. Dein Geist wird nicht gewillt sein, in Menschenmassen zu gehen oder eine Party zu feiern. Dein System wird dir zeigen, was gut für dich ist. Bestenfalls hast du am nächsten Tag frei und kannst diesen auch zum Integrieren nutzen. Viele meiner Klienten sind mir für diesen Tipp sehr dankbar gewesen. Nach der Sitzung trinkst du bitte viel Wasser, da dein Körper und dein Geist Höchstarbeit geleistet haben. In den Tagen zuvor ist es nicht ungewöhnlich, dass deine Träume dir vorab Hinweise geben. Sobald du eine Reinkarnation vor dir hast, werden deine Seele und dein Unterbewusstsein schon versuchen, dir leichte, aber schöne

'Anspielungen' zu geben. Notiere sie und bringe sie - wenn du möchtest - gerne zur Sitzung mit.

Auf welchem Wege erhalte ich meine Antworten?

So individuell wie jeder Mensch ist, sind auch die Möglichkeiten der Antworten. Jeder Körper und jedes System ist anders. Es gibt Menschen, die regelrecht ganze Filme erhalten und ich komme mit dem Schreiben der einzelnen Szenen gar nicht hinterher. Manche andere - so wie ich - bekommen eine Art Foto. Es ist wie ein Standbild, woraus sich dann die nächste Szene weiterentwickelt. Mein Standbild bleibt beispielsweise bestehen, während ich dann einfach 'fühle' wie es weitergeht. In mir kommen dann Emotionen hoch und ich weiß, wie es weitergeht. Aber das ist bei jedem Menschen unterschiedlich. Die meisten Menschen sind visuell und erhalten die Szene als lebendige Bilder oder eine Momentaufnahme. Andere Klienten sind sehr fühlend und 'wissen', was als nächstes geschieht. Es kann sein, dass dein Geruchssinn sehr ausgeprägt während einer Reinkarnation ist und du Gerüche riechst, die du aus deinem Leben nicht kennst. Eine Dame wollte während der Reinkarnation den Ort aufschreiben, wo sie lebte, da sie ihn nicht aussprechen konnte. Ihre Schrift war sehr beeindruckend, denn sie schrieb wie zu dieser Zeit in der französischen Revolution. Die

Antworten auf deine Fragen erhältst du aus den tiefen Schichten deines Seins, sie sind da und du fühlst, dass es deine Wahrheit ist. Nichts und niemand kann dich von dieser Antwort mehr abhalten.

Weiß ich, in welchem Jahr ich bin und wie ich heiße?

Es kann durchaus möglich sein, dass dir deine Seele diese Antwort geben kann. Wenn du allerdings in einem Zeitalter unterwegs bist, wo Jahr und Name (noch) keine Rolle spielt, wirst du keine Antwort erhalten. Sollte es für deine nachträglichen Recherchen wichtig sein und du außerhalb der Reinkarnation noch weitere Informationen benötigen sollst, wirst du Antworten erhalten.

Es gibt einige meiner Klienten, die nach ihrer Reinkarnation an genau diesen Ort geflogen sind, wo sie schon einmal gelebt haben. Du kannst dir vorstellen, was das für ein tolles Erlebnis sein muss. Für die Seele spielt es keine Rolle, mit welchem Namen du gerufen wirst oder in welchem Jahrhundert du lebst. Für sie ist es wichtig, dir die Informationen zu geben, welche du transformieren oder auflösen darfst. Das ist der wahre Sinn einer Reinkarnationsreise.

Muss ich Meditationserfahrung haben?

Nein, du musst keine Meditationserfahrung mitbringen. Ich sage immer, dass deine Bereitschaft, der Glaube an die Wiedergeburt und eine Absicht ausreichen, um eine erfolgreiche Reise in vergangene Leben zu bestreiten. Vertraue auf den Reinkarnationsleiter und seine Worte, lass' dich führen und höre zu. So kannst du in den richtigen Trance-Zustand kommen, der für deine Sitzung notwendig ist.

Ich habe Angst vor dem Sterben. Was nun?

Willkommen zu deiner mutigen Reise, die dir die Angst vor dem Tod nehmen möchte. Deine Seele zeigt dir vielleicht den Weg der Reinkarnation aus genau diesem Grund. In Wahrheit kannst du nicht sterben - du bist unendlich. Der Prozess des Sterbens zeigt dir, dass deine Ängste in deinem Verstand stattfinden. In einer Reinkarnationssitzung bist du der 'stille Beobachter' und erlebst den Übergang, wenn du deine menschliche Hülle verlässt. Manche Menschen werden ein wenig traurig, aber das ist selten. In den meisten Fällen ist der Sterbeprozess, wenn die Seele aus dem Körper heraustritt, ein tiefes Erlebnis. Es gleicht einer Wiedergeburt. Fast immer wird die Seele von bereits verstorbenen Seelen oder

Haustieren abgeholt. Manche werden von Lichtwesen begleitet.

Klienten mit Angst vor dem Tod werden an die Ur-Angst des Getrennt-Seins erinnert. Ein qualvoller Tod in einer Reinkarnation ist ein einschneidendes Erlebnis. Deine Seele zeigt dir immer das, was für dich und deine Lebenssituation jetzt wichtig ist und was du ertragen kannst. Vielleicht besitzt du noch alte Muster und Ängste aus dieser Todesszene in deinem jetzigen Leben, die genau in dieser Sitzung aufgelöst werden dürfen.

Was geschieht nach dem physischen Tod?

Als unendliche Seelen haben wir uns entschieden, ein Leben in einem menschlichen Körper aus Fleisch und Blut zu erleben. Sobald wir unsere Aufgaben auf der Erde erledigt haben, stellt der Leib seine Arbeit ein, sodass nur noch das geistige Abbild übrigbleibt. Die dichte Energie in Form unserer Physis verschwindet, während der feinstoffliche Energiekörper in die geistige Welt eintritt. Er kehrt wieder zu seinem Ursprung zurück.

Viele Menschen haben Angst vor dem Tod und bekommen immer große Augen, wenn ich begeisternd davon rede. Es ist mir eine Ehre über den "Umzug" zu reden, denn wir kommen hier alle nicht lebend raus.

Die Frage ist lediglich, aus welchem Grund die Menschen Angst haben. Zum einen ist der Tod evolutionär bedingt und sitzt bis zu unserem Ursprung in den Zellen. Zum anderen verbinden viele Menschen den Tod mit Leid. Unser Unterbewusstsein und das Gehirn hat diese Erfahrung noch nicht erlebt und sendet uns zusätzlich Angst. Aufgrund gesellschaftlicher Überzeugung und Glaubensmuster haben wir unendliche Vorurteile über den Tod und das Sterben verinnerlicht. Dabei haben wir in Wahrheit diese Erfahrung schon so viele Male erlebt, können uns jedoch als menschliches Wesen nicht daran erinnern. Aber sowas wie "Tod" gibt es nicht. Es gibt den Übergang - den Umzug - in die feinstoffliche Ebene. Trotzdem ist und bleibt der Tod "das große Unbekannte".

Aufgrund meiner eigenen Erfahrung und die meiner Klienten möchte ich gerne mehr Klarheit und Expertenwissen in das Thema Tod und das Sterben bringen. Unabhängig des individuellen Sterbeprozesses (Natürlicher Tod, Mord, Unfall, Suizid etc.) ist der Vorgang nicht schmerzhaft. In dem Moment, wenn wir das menschliche Leben loslassen, tritt eine unglaublich friedvolle Stille ein. Das kann ich gar nicht oft genug betonen. In dieser Phase kann es allerdings geschehen, dass der frisch Verstorbene nicht bemerkt, dass er verstorben ist, da er von Schmerzen ausgeht oder diese ihn jahrelang begleitet haben.

Beim Sterben ist niemand allein. Wenn wir unseren physischen Körper verlassen, sind immer feinstoffliche Angehörige, Haustiere, Freunde oder Seelenführer da, die uns in Empfang nehmen. Das erfahre ich in jeder Reinkarnation mit meinen Klienten und deckt sich auch mit vielen Erfahrungsberichten von Hinterbliebenen, die den Sterbeprozess mit einem geliebten Menschen durchlaufen haben. Das „Abholen" ist DAS entscheidende Erlebnis, denn hier fühlt sich alles als reicher Frieden, pure Liebe und Freude an. Es geschehen Treffen und Wiedervereinigungen, die man sich als Mensch lange gewünscht hat.

Es gibt aber auch weise und alte Seelen, die sich ganz bewusst dazu entscheiden, diesen Vorgang vollkommen alleine zu durchlaufen, um den himmlischen Übergang zu beschreiten. Sie wissen, dass ihnen nichts geschieht, und genießen die unendliche Stille der eingewobenen Liebe. Manchmal kommt es auch vor, dass wir „alte Seelen" aus einer vorhergehenden Inkarnation treffen. Das liegt daran, dass es auf der geistigen Ebene keine Zeit gibt.

Alles geschieht JETZT. Zeit ist menschengemacht und existiert nur bei uns. Die Vergangenheit und die Zukunft existieren nicht. Nur in unseren Gedanken. Alles ist jetzt. Wenn wir den Übergang in unsere wahre Heimat hinter uns lassen, erhalten wir die Möglichkeit, unser Leben wie eine Art Film zu betrachten. Allerdings ohne Bewertungen. Alle wichtigen Lebensstationen werden noch einmal gesehen und erlebt und wir werden uns der Seelenaufgaben bewusst. Hier können wir erkennen, ob wir dem Plan gefolgt sind, den wir vor unserer Inkarnation erstellt haben. Es gibt niemanden, der uns ermahnt oder uns auf etwas aufmerksam macht. Nur wir selbst. Wir können herausfinden, ob wir unsere Lektionen und Aufgaben gemeistert haben. Wir werden uns dessen bewusst, wie sich unser Verhalten und Handeln auf andere Menschen ausgewirkt hat.

Auf dieser Ebene können wir verzeihen und vergeben. Meines Erachtens findet hier absolute Heilung statt und wir streifen alle unsere menschlichen Erfahrungen ab. Von hier reisen wir weiter in unendlich viele Ebenen der geistigen Welt. Unsere wahre Heimat.

11. Psyche und Hypnose

Beeindruckt von meinem letzten Leben als Sue, suche ich im Internet nach einem renommierten Ausbildungsinstitut für Hypnose. Ich werde schnell fündig. In den kommenden drei Jahren werde ich zur Hypnoseleiterin und Reinkarnationstherapeutin ausgebildet. Während dieser Zeit bemerke ich meine absolute Faszination für das Unterbewusstsein und die Psyche. Zusätzlich absolviere ich meinen Heilpraktiker für Psychotherapie. Wer hätte das gedacht? Meine Festanstellung wird zu einer Teilzeitstelle. Ich erhalte meine Fahrerlaubnis an dem Tag bei Frau Becker wieder. Zu Hause stapeln sich Bücher über das Unterbewusstsein, die Psyche und das Gehirn, vergangene Leben, Hypnose, luzides Träumen, Astralreisen und zahlreiche Gesundheitsthemen. Jede freie Minute widme ich dem Körper, Geist und Seele – sei es durch eigene Erfahrungen oder Nachschlagewerke.

Ich beginne, mich und mein Umfeld, meine Familie und Bekannten immer besser zu spüren. Intuitiv erfahre ich, wie Störungen entstanden sind, und gebe immer gezielter Hinweise zur Lösungsorientierung. Zugegeben, das kann auch auf genervte Blicke und Antworten stoßen. Menschen benötigen oft ihren psychischen Ballast, um Aufmerksamkeit zu erhalten oder weil die Seele das Leid für ihr Wachstum braucht. Der Heilpraktiker für Psychotherapie ist ein äußerst spannendes und umfangreiches Gebiet. Es hilft, die Verhaltensweisen und Krankheitsbilder der Menschen zu verstehen. Man glaubt kaum, wie viele unterschiedliche psychische Krankheitsbilder es gibt.

Anfangs tat ich mir sehr schwer, mit 40 Jahren nochmal so viel zu lernen und mich mit dem Heilpraktiker für Psychotherapie zu beschäftigen. Deshalb baute ich mir zu fast allen Krankheitsbildern Eselsbrücken, um sie mir zu merken. So verknüpfte ich eine paranoide Persönlichkeitsstörung mit meinem Ex-Freund. Die ehemalige Arbeitskollegin bekam die Diagnose einer Dysmorphophobie (eingebildete Hässlichkeit). Der Bäcker im Ort hatte mit Sicherheit wieder eine manische Episode. Es machte mir viel Vergnügen zu hinterfragen, aus welchem Ereignis die Menschen ihr Verhalten geändert haben. Ich stellte mir immer wieder Fragen wie "Warum hat das Kind Angst, an die Tafel zu gehen?" oder "Was führt einen Mann dazu, seine Frau zu tyrannisieren?" An welchem Punkt ist ein Ereignis geschehen, das die Denk- und Verhaltensweise eines Menschen verändert hat?

Als Kind wollte ich schon immer Detektiv werden. Das bin ich jetzt auf eine Art und Weise geworden, denn ich gehe der Psyche eines Menschen auf den Grund. Die Psyche ist ein komplexes Konzept. Es befasst sich mit dem Geist, den Emotionen und dem Verhalten eines Menschen. Es umfasst alle psychischen Prozesse, die unser Denken, Fühlen und Handeln beeinflussen. Die Psyche ist eng mit dem Bewusstsein und dem Unterbewusstsein verbunden. Sie spielt eine entscheidende Rolle in der Persönlichkeitsentwicklung. Es gibt verschiedene psychologische Ansätze und Theorien, die versuchen, die Psyche zu erklären und zu erforschen. Von der Psychoanalyse über die Verhaltenspsychologie bis hin zur humanistischen Psychologie. Jede dieser

Richtungen bietet einen einzigartigen Blick auf die Psyche und ihre Funktionsweise. Letztendlich ist die Psyche ein faszinierendes und vielschichtiges Konzept. Es hilft uns, uns selbst und andere besser zu verstehen.

Wer sich mit der Psyche beschäftigt, kommt an der Kindheit nicht vorbei. Ich bin der Meinung, dass sich die Arbeit mit dem inneren Kind immer lohnt. Erst recht, wenn man kein Kind mehr ist. Es gibt mittlerweile viele schöne Meditationen, die eine hypnotische Traumreise zurück in die Kindheit begleiten. Man kann aus seinem innersten Kern interessante Erlebnisse erfahren. Viele Ereignisse aus unseren Kindheitstagen sind ins Unterbewusstsein geflossen. Zu diesem Zeitpunkt ist die Psyche des Kindes noch nicht vollständig gereift und entwickelt. Ein Ereignis, das zu dramatisch für die kleine Kinderpsyche gewesen ist, wird aufgenommen und ins Unterbewusstsein gepackt. Jahre oder Jahrzehnte können vergehen, bis dieses Erlebnis wieder hochkommen kann. Schwieriger wird es, wenn Ängste und Blockaden vorhanden sind, an die man sich nicht mehr erinnern kann. Wer kennt das nicht? Plötzlich überkommt einem ein ungutes Gefühl in einer Situation und man weiß gar nicht warum. Hier kann ein altes, verstecktes Thema wieder ans Licht gekommen sein. Es wird nun mit der auftauchenden Situation verknüpft.

Zu dieser Zeit, als ich das Buch verfasse, ist es auffällig, dass vermehrt Menschen zu mir kommen, weil sie plötzlich Angst haben, Auto zu fahren. Jahrelang war es mit Freude möglich, weite Strecken mit dem Auto zu hinterlegen. Dann plötzlich ist die Angst da. Von einem Moment auf den anderen. Eine überraschende Angst vor Autofahren kommt meist auf der Autobahn. Plötzlich wird einem komisch, das Herz rast, Schweiß tritt auf die Stirn, und die Finger am Lenkrad werden nass. Der Fokus richtet sich nach innen wie in einem Tunnelblick. Dieses Phänomen ist nicht ungewöhnlich. Viele vermeiden ab dieser ersten Panikattacke die Autobahn und weichen auf Landstraßen aus. Doch damit wird die Angst nur „umfahren" und kann in anderen Bereichen des Lebens, wie im nächsten Urlaub im Flieger, auftauchen. Die Angst sucht sich ihren Weg. Manchmal kann ein Moment der Angst im Kindesalter im Auto der Eltern im Jetzt aktiviert werden.

Es gibt etliche individuelle Gründe dafür. Unterbewusstsein und Psyche sind eng mit unserem Denken und Verhalten verbunden. In jeder Situation wägt das Unterbewusstsein ab, ob es zumutbar ist oder ein altes Verhaltensmuster mit Ängsten verknüpft werden kann. Ist dies der Fall, gewinnt das Unterbewusstsein die Oberhand. Wir speichern viele Situationen, Sinneseindrücke, Erfahrungen und Erlebnisse. Deshalb tragen wir viele Ängste und Blockaden mit uns. Hypnose ist ein wunderbares Werkzeug, um diese Blockaden zu lösen und die Selbstheilungskräfte zu aktivieren. Mit der Hypnose können fast alle Lebensbereiche verändert werden. Da die Hypnose in Trance stattfindet, rückt der rationale Verstand in den Hintergrund. Das Unterbewusstsein tritt nach vorne und hört zu. Dies ist immer möglich, wenn wir uns in einem Zwischenzustand befinden.

Das Unterbewusstsein nimmt die Umwelt kurz vor dem Einschlafen am aktivsten wahr. Es ist dieser Moment, bevor wir in die Welt des Schlafes gleiten, aber Umgebungsgeräusche noch halb mitbekommen. Schaffen wir es, in diesem Zustand die innere Aufmerksamkeit zu halten und nicht einzuschlafen, können Umprogrammierungen stattfinden. Jeder kennt den kraftvollen Trance-Zustand, wenn wir mit dem Fernseher einschlafen und den Film im Traum erleben. Hypnose kann in diesem Bewusstseinszustand erstaunliche Veränderungen herbeiführen. Ein Mensch mit panischer Angst vor Spinnen, Flügen oder Klausuren kann nach einer einzigen Sitzung vollständig von seinen Ängsten befreit werden. Das Schöne dabei ist, dass alles während der Hypnose entspannt und leicht ist.

Ich habe in meinen vielen Jahren der Ausbildungszeit umfangreiche Induktionstechniken kennengelernt. Induktion beschreibt den Weg, wie ein Klient in den optimalen hypnotischen Zustand kommt. Dies kann in unterschiedlichen Formen geschehen und hängt vom Therapeuten ab. Wenn wir an die Anfänge der Hypnose denken, erinnern wir uns an das Pendel, dem wir mit den Augen folgen und in einen schlaf-ähnlichen Rhythmus fallen können. So entsteht eine monotone "Langeweile" für das Gehirn, und es senkt seine Aktivität auf ein Minimum. Der Hypnotiseur spricht während dieses Pendelvorgangs ausgewählte Worte, die den Vorgang unterstützen.

Ich möchte betonen, dass ich nur Menschen unter-stütze, die von der Hypnose überzeugt sind. Auch wenn sie anfangs noch nicht wissen, wie die Hypnose in ihnen wirkt, müssen sie offen dafür sein. Ich gehe davon aus, dass meine Klienten zu mir kommen, weil die Hypnose mit ihnen in Resonanz geht. Ich rate im-mer, keinen Kaffee oder Energy-Drinks vorab zu kon-sumieren, denn das kann die Gehirn- und Herzaktivi-tät beeinflussen. Selbstverständlich ist auch der Hinweis, dass die Einnahme von Drogen oder Alkohol in der Hypnose kontraproduktiv ist. Es gibt nahezu nichts, was ich in meinen Praxisräumen noch nicht erlebt habe. Hier eine kleine Auswahl an Themen und

Bereichen, die mit der nichtmedizinischen Hypnose behandelt werden können:

- Rauchentwöhnung
- Gewichtsreduktion
- Autofahrangst
- Prüfungsangst
- Flugangst
- Angst vor dem Zahnarzt
- Sämtliche Phobien
- Allergien
- Fingernägelkauen
- Schlafstörungen
- Sexuelle Störungen
- Prokrastination
- Burnout (Resilienz)
- Zähneknirschen
- Chronische Schmerzen
- Sexualstörungen
- Schwangerschaft
- Trauerbegleitung
- Tinnitus
- Super Learning
- Motivation
- Gedächtnistraining
- Selbstliebe/Selbstwert
- individuelle Themen

Wie erkennbar ist, können nahezu alle Gebiete mit Hypnose abgedeckt werden. In meiner Praxis hatte ein muskelbepackter Klient panische Angst vor klitzekleinen Raupen. Eine Beziehung stand vor dem Aus, weil die Frau sich von ihrem Mann nicht anfassen lassen konnte. Jede Berührung verursachte ein unangenehmes Kitzeln. Nahezu alle Bereiche des Lebens können Angst, Phobien, Panik oder unangenehme Gefühle hervorrufen. In allen Themen kann die Hypnose helfen. Vorausgesetzt, der Mensch ist offen dafür und möchte die Erfahrung machen. Er muss zulassen, dass eine innewohnende Kraft die Tore zur Veränderung öffnet. Je offener und gewillter der Klient für Vorschläge im hypnotischen Zustand ist, desto besser wirken sie.

So ist es möglich, Blockaden loszulassen und neuen Freiraum für Veränderungen zu schaffen. Diese Veränderungen finden nicht nur in unserem Denken statt. Eine tiefe Hypnose wirkt sich auf alle Bereiche des Systems aus. Verhaltens- und Denkmuster können verändert werden. Es tritt eine Verbesserung in Lebensbereichen ein, von denen man es nicht erwartet hätte. Das Unterbewusstsein spielt für fast alle Körperfunktionen eine Rolle. Es kann die Hormonproduktion und das Nervensystem beruhigen und ins Gleichgewicht bringen. Wie bereits erwähnt, stelle ich immer wieder erstaunt fest, dass meine Klienten am Ende mit einem viel positiveren Gesichtsausdruck nach Hause gehen. Das Gesicht ist geschmeidiger, die Falten reduziert, die Augen größer und aufnahmefähiger. Selbst Rücken- oder Kopfschmerzen (wenn sie nicht das eigentliche Thema der Behandlung waren) sind in diesem hypnotischen Zustand oft gemindert oder ganz verschwunden.

In den darauffolgenden Tagen arbeitet das Unterbewusstsein aktiv weiter. Der Klient nimmt dies auch meistens wahr. Ich rate immer, sich nach einer Sitzung auszuruhen, Stress zu vermeiden und viel zu trinken. Die meisten Menschen erkennen schon während der Sitzung, dass Hypnose und Unterbewusstsein zusammenarbeiten und positive Veränderungen sichtbar werden. In vereinzelten Fällen hat ein Klient leichte Kopfschmerzen oder benötigt viel Ruhe. Dann sollte diese Ruhe genutzt werden. Das ganze System (körperlich und mental) wird auf eine neue Struktur umgestellt und benötigt Auszeiten aus dem Alltag. Es kann auch vorkommen, dass der Klient ruhiger und besser schläft als zuvor. Das Unterbewusstsein sortiert nun alles neu. Alles darf und kann sein.

Hierzu fällt mir spontan ein junger Mann ein, der durch die Hypnose eine Unterstützung in seinem Liebesleben benötigt. Er sei hin und her gerissen zwischen zwei Frauen und könne sich nicht entscheiden.

Jede der beiden Frauen hat eine gewisse Anziehung auf ihn und das Sexleben spielt hierbei auch eine bedeutende Rolle. Beide Damen buhlen um ihn, aber er wüsste nicht, für wen er sich entscheiden soll. Ja, lieber Leser und Leserinnen, auch das ist in der Hypnose möglich. Das Unterbewusstsein kann ein hervorragender Entscheidungsfinder sein.

Der besagte junge Mann war in einer sehr tiefen Hypnose und äußerst suggestiv. Nach der Sitzung bedankte er sich freundlich und ging nach Hause. Binnen zwei Wochen klingelte mein Telefon und der junge Mann war dran. Ich fragte, wie es ihm in den letzten beiden Wochen ergangen sei und er antwortete: "Frau Procher, das war eine mega interessante Erfahrung für mich. Tatsächlich habe ich in den darauffolgenden drei Tagen nach der Sitzung eine sehr klare Entscheidung für eine der beiden Damen getroffen und das kam aus meiner tiefsten Überzeugung. Aber sie glauben nicht, was noch geschehen ist. Ich habe an Tag Vier aufgehört zu rauchen. Ganz plötzlich. Das Gefühl war einfach da. Ich habe meine Zigaretten einfach weggeworfen. Das war eigentlich nie meine Absicht und auch überhaupt nicht Thema für die Hypnose, wie sie wissen. Aber ich fühle mich sehr wohl dabei und mein Unterbewusstsein hat mich wohl dorthin gelenkt, nicht nur etwas für mein Liebesleben, sondern auch etwas für meine

Gesundheit zu tun". Ich lächele am Telefon und bin wiederholt maximal überrascht, wie uns das Unterbewusstsein unterstützen kann - selbst, wenn wir nicht damit rechnen.

„Du bist immer nur eine Entscheidung von deinem neuen Leben entfernt"

12. Die Macht der Worte

In dem Zustand der Trance ist es dem Unterbewusstsein möglich, mit Hilfe von Suggestionen eine veränderte Gefühlswelt des Verhaltens anzunehmen. Suggestionen sind Anweisungen oder Botschaften, die der Hypnotiseur dem Klienten in dem Trance-Zustand vorschlägt, so dass eine positive Veränderung im Verhalten, Denken oder Empfinden stattfindet. Eine Suggestion gibt dem Unterbewusstsein allerdings so viel Spiel- und Freiraum, dass es die Ideen auf seine eigene Art und Weise umsetzen kann.

Es sind also keine Befehle, sondern eher Lösungsvorschläge. Eine Suggestion ist, bildlich gesprochen, eine kleine Pflanze, die in das Unterbewusstsein gesetzt wird, um positive Veränderungen im zukünftigen Leben wachsen zu lassen. Sie wirkt unterstützend, inspirierend und motivierend. Während der Hypnose ist die Macht der Worte in den Suggestionen der Schlüssel für die Umsetzung der Selbstheilungskräfte und sie sind mächtige Werkzeuge für das persönliche Wachstum. Sie tragen für das weitere Wohlergehen des Klienten eine entscheidende Rolle.

Übrigens finden wir Suggestionen nicht nur ausschließlich in der Hypnosetherapie. Sie sind in unserem täglichen Leben vorhanden. Immer wiederkehrende Suggestionen werden beispielsweise in der Werbung zum Verkauf eingesetzt. Auch haben wir in der Mikroben Krise festgestellt, dass Suggestionen zu bestimmten Verhalten führen.

Das Gehirn lernt am besten durch Wiederholungen und verknüpfte Emotionen. Das Unterbewusstsein kann positive Veränderungen gezielt erreichen, besonders in einem tranceähnlichen Zustand. Dabei tritt der denkende Verstand zur Seite und gibt dem Unterbewusstsein Raum. Suggestionen begleiten uns unser ganzes Leben. Als Kind können negative Suggestionen wie „Hast du schon wieder eine schlechte Arbeit geschrieben?" dazu führen, dass wir negative Glaubensmuster tief in uns speichern und unser Selbstwertgefühl kaum wachsen kann. Eine wichtige Weisheit, die du tief in dein Innerstes fließen lassen kannst:

13. Gibt es Zufälle?

Meine vier Jahre intensiver Ausbildung in den Bereichen Psyche, Unterbewusstsein, Hypnose und Reinkarnation bringen mich dazu, das Gelernte umzuset-
zen. Lange habe ich mein neues „Hobby" vor
Freunden und Bekannten verschwiegen. Als ich es öffentlich machte, war ich erstaunt, wie viele Menschen sich ebenfalls dafür interessierten. Arbeitskollegen kamen auf mich zu, fragten mich begeistert
über Hypnose aus und erzählten mir von ihren Problemen, Sorgen und Ängsten. Es war überraschend,
wie lange Menschen ihre Geheimnisse in sich tragen.
Plötzlich sprach mich jemand an, von dem ich es nie
erwartet hätte.

Da ich noch keine geeignete Räumlichkeit besitze,
müssen meine Kollegen, Freunde und entfernte Bekannte durch mein Schlafzimmer in mein Wohnzimmer, um sich behandeln zu lassen. Das ist kein pro-
fessioneller Zustand - weder für mich noch für die
Klienten. Eines Morgens wache ich auf und kann mich
nicht mehr bewegen. Mist! Ich habe einen steifen
Nacken. Er tut sehr weh und ich kann meinen Kopf

nicht zur rechten Seite drehen. Anstatt zur Arbeit fahre ich zum Arzt und hole mir eine Krankschreibung. In den nächsten Tagen verbessert sich mein steifer Nacken kaum, aber ich komme zur Ruhe.

Plötzlich erinnere ich mich an eine Seminarteilnehmerin aus meiner Ausbildung vor zwei Jahren, die mir eine Adresse für eine eigene Praxis nannte. Wo habe ich diese Information hingeschrieben? Verkrampft und mit verzerrtem Gesicht wühle ich in meinen alten Ausbildungsunterlagen. Ich finde tatsächlich die Visitenkarte und besuche eine Internetseite. Ich lese, dass es ein Unternehmen in meinem Nachbarort gibt, das jungen Unternehmern hilft, günstige Büroräume zu mieten. „Das klingt doch spannend", denke ich und schon wählen meine Finger die Telefonnummer.

Es klingelt mehrere Male, dann geht eine sehr freundliche Frauenstimme ans Telefon: "Gründerfirma Jager, schönen guten Tag." "Schönen guten Tag, mein Name ist Procher. Ich suche einen kleinen Praxisraum für mich. Ich bin Heilpraktikerin für Psychotherapie und eine ausgebildete Hypnotiseurin. Haben sie derzeit einen Raum für mich?" "Oh," erklingt es von der anderen Seite, "da haben Sie Glück, dass Sie heute anrufen. Wir haben frisch und unvorhergesehen einen unserer begehrten Räume frei bekommen. Ich stelle dieses Objekt heute Mittag in den öffentlichen Newsletter der Stadt. Ich bin mir sicher, dass das Telefon dann nicht mehr stillsteht." Schade, dachte ich und hatte gedanklich schon abgeschlossen. "Aber," höre ich am anderen Ende, "wenn Sie jetzt Zeit haben vorbeizukommen, können Sie sich den Raum anschauen. Wenn er Ihnen gefällt, stelle ich ihn nicht öffentlich. Dann gehört er Ihnen." Ääähm… wie soll ich das machen? Ich kann weder laufen noch mich bewegen. Einen Schulterblick im Verkehr kann ich erst recht nicht tätigen. Noch dazu bin ich krankgeschrieben. Wie soll ich mich da auf Zimmersuche begeben? Ich halte mich brav daran, auch wirklich zu Hause zu bleiben, wenn ich krankgeschrieben bin.

In diesem Moment verspürte ich jedoch einen inneren Drang, eine absolute Selbstverständlichkeit, dorthin zu fahren. Mein altes Glaubensmuster verliert die Bedeutung. "Ich bin in fünfzehn Minuten bei Ihnen," plappert mein Mund heraus. Ich weiß sofort, dass das die richtige Entscheidung ist. Mit steifem Nacken setze ich mich ins Auto und fahre in die nächste Ortschaft.

Mit Schal und Wärmepflastern am Körper fahre ich zu diesem spontanen Termin. Zuerst habe ich Probleme, die Räume zu finden. Es sieht eher aus wie in einem Rathaus. Nachdem ich die Klingel gefunden habe, gehe ich in den zweiten Stock. Dort begrüßt mich die nette Dame vom Telefongespräch. "Hallo Frau Procher, schön, dass es so schnell funktioniert hat. Wir gehen am besten gleich in den begehrten Raum." Ich fühle mich sofort wohl und während des Spaziergangs zum Raum erzählt mir die Dame, dass es insgesamt vierzehn Räume in diesem Stockwerk gibt. Die Stadt bietet neuen Gründungsunternehmern die Möglichkeit, günstige Räume zu bekommen. "Hier in dieser Etage haben wir eine vielschichtige Bandbreite an jungen Firmen. Und eine Hypnotiseurin können wir uns hier sehr gut vorstellen." Alles fühlt sich in diesem Moment richtig an. Die Atmosphäre, der freundliche Empfang und das Wichtigste: mein Bauchgefühl. Für einige Momente vergesse ich sogar die Schmerzen in meinem Nacken. Irgendetwas Tolles bahnt sich hier an. Es fühlt sich spannend an. Wir stehen vor einer weißen Tür und die Dame sagt: "Na dann schauen wir uns mal Ihren eventuellen Raum an, Frau Procher." Sie öffnet die Tür und wir treten hinein. Der Raum ist 35qm^2 groß. Das Erste, was ich wahrnehme, ist eine riesige Fensterfront. Dahinter blühen zwei wunderschön rosafarbene Kirschbäume. Der komplette Ausblick erstreckt sich auf ein gigantisches Farbenmeer von rosafarbenen, unzähligen Blüten. Mein Mund geht auf und ich staune. Die Augen scannen in Sekundenschnelle den Raum ab. Die Dame lässt mich in Ruhe eintreten und den Raum auf mich wirken. Noch stehe ich keine Minute hier, und der Raum gehört mir. Links an der Fensterfront sehe ich zwei schwarze Cocktailsessel und einen kleinen Glastisch in der Mitte. Hier werden magische und intime Gespräche stattfinden. An der rechten Fensterfront werde ich die Behandlungsliege haben. Aber es wird eine gemütliche Liege sein, denn meine Klienten sollen sich nicht wie beim Arzt fühlen. Die Wände erscheinen in einem leichten Mintgrün. Ein antiker Schreibtisch und eine kleine Wohnwand werden den Raum in einen gemütlichen Wohnzimmer-Stil verwandeln. Gemütlichkeit und herzliche Atmosphäre stehen bei mir im Vordergrund. An der linken Wand werde ich Wandtattoos in Form einer blühenden Wiese mit Schmetterlingen anbringen. An die rechte Wand kommen meine ganzen Zertifikate. Ich weiß, wo ich die Lufterfrischer-Pflanzen hinstellen werde. FERTIG!

Es ist verrückt, aber innerhalb von zwei Minuten sehe ich, wie meine erste eigene Praxis aussehen wird. Alles war klar und gesetzt. Ich schaue die Dame an, sie sieht sich im Raum um und sagt: "Oh, hier haben die Vormieter noch etwas Dreck auf der Fensterbank hinterlassen. Das waren zwei Versicherungsleute, die waren nicht ganz sauber." Sie wischt den Dreck weg und schaut mich an. "Na, was sagen Sie? Gefällt Ihnen der Raum?" Ehe ich Luft holen kann, sage ich:

"Ich nehme ihn." Dieser Satz kommt aus meinem tiefsten Inneren, aus meinem absoluten Herzen. Im Nachhinein weiß ich, dass ich in diesem Moment — eigentlich schon seit dem Telefonat und ur-eigentlich schon seitdem ich vor 2 Jahren die Visitenkarte bekam — von einer höheren Kraft, von unserem einzigartigen Universum geführt bin. Ich stehe in diesem Raum und weiß, dass hier einzigartige Gespräche und wundervolle Heilungen geschehen werden. Die nette Dame freut sich und sagt, dass sie den Raum nicht veröffentlichen wird und er ab dem 1. des nächsten Monats für mich reserviert ist. "Frau Procher, wir haben noch gar nicht über die monatliche Miete gesprochen." "Das ist mir egal, ich nehme diesen Raum", sage ich prompt, ohne mir Gedanken darüber zu machen, woher ich das Geld nehmen soll. Aber ich bekomme das Geld schon irgendwie zusammen. Woher, war zweitrangig. Nichts war in diesem Moment wichtig - nur mein neuer kleiner entzückender Praxisraum. Den Mietvertrag werde ich die kommenden Tage zugeschickt bekommen. Somit begab ich mich auf den Heimweg. Zu meinem größten Erstaunen war der Schulterblick bei der Rückfahrt kein Problem mehr. **Ist das Zufall?**

Meine Rückfahrt ist total irre und ich freue mich wie ein kleines Kind. "Ich habe meinen eigenen Praxisraum," schreie ich im Auto und Tränen der Freude laufen mir die Wangen hinunter. Ich kann es gar nicht glauben. Wie ist das jetzt gekommen? In mir kommen Gefühle hoch, die ich schwer beschreiben kann. Tiefes inneres Wissen, dass es die absolute und richtige Entscheidung ist, aber auch Zweifel. Kann ich das überhaupt? Was hast du denn da wieder ohne Nachzudenken gemacht? Hättest du nicht eine Nacht drüber schlafen können? Meine Gedanken überschlagen sich. Plötzlich denke ich an den Fitnessstudiovertrag vor zwanzig Jahren. Ich war zweimal dort und habe vergessen, ihn nach einem Jahr zu kündigen. Also verlängerte er sich um ein weiteres Jahr. Was habe ich damals von meinen Eltern für eine Standpauke bekommen! Da wohnte ich noch zu Hause.

'Aber jetzt bin ich erwachsen,' sage ich zu mir selbst. Meine Vorfreude und Aufregung sind kaum zu zügeln. Doch die Gedanken wirbeln weiter. Ich könnte die ganze Welt umarmen vor Begeisterung. Ich mache das Radio an, um klarer zu denken. Eigentlich höre ich beim Autofahren keine Musik mehr, aber heute ist es anders. Ich schaue aufs Radio, schalte es an, und das Lied "Das Beste kommt noch" von Gregor Meyle ertönt. Ich flippe aus. **Ist das Zufall?**

Zuhause angekommen, realisiere ich, was geschehen ist. Ab dem kommenden Monat habe ich eine eigene

Praxis. Keine Ahnung, woher die Einrichtung oder die Miete kommen soll. Aber ich weiß sicher: ich werde dort Menschen heilen. Das ist das Allerwichtigste. Trotzdem muss ich mir überlegen, wie ich die Miete zahle. Ab 15:00 Uhr habe ich täglich Feierabend. Ich könnte in der Bäckerei, im Solarium, oder an der Tankstelle arbeiten. Ich kann auch putzen gehen. WAS und WO ich arbeite, ist egal. Es geht um Heilungen, und ich nehme alles in Dankbarkeit an. Also fahre ich zum Bäcker und zur Tankstelle, um nach einem Job zu fragen. Beide reagieren gut, und ich kann mich entscheiden, wo ich anfangen werde.

Als ich nach Hause komme, finde ich die übliche, kostenlose Regionalzeitung im Zeitungsfach meines Briefkastens. Wie immer nehme ich sie heraus, um sie wegzuschmeißen. Aber etwas hält mich auf. Zum ersten Mal in meinem Leben blättere ich die Zeitung durch. **Ist das Zufall?**

Mein Verstand denkt: 'Was tust du da? Kümmere dich lieber darum, wie du Geld für deine Praxisräume verdienst.' Während ich Seite 5 aufschlage, sehe ich eine kleine Anzeige: 'Wir suchen ab sofort eine freundliche und zuverlässige Sekretärin auf Minijob-Basis für unseren Privathaushalt.' Ich schreibe die Telefonnummer heraus und rufe sofort an. Noch draußen sitzend, denke ich darüber nach, dass ich bald meine erste Hypnosepraxis eröffne. "Hier Schüler, wer ist da?" höre ich eine sanfte und liebevolle Stimme am anderen Ende. Ich sage, dass mich die Anzeige in der Zeitung angesprochen hat und ich an dem Minijob interessiert bin. Das Interesse ist beidseitig, und ich werde zu einem Vorstellungsgespräch eingeladen. Seit dem ersten Augenblick wussten wir, dass es auf Anhieb zwischen uns passt.

Ich darf die buchhalterischen Aufgaben für diese liebevolle Familie erledigen. Seit vielen Jahren bin ich jede Woche einmal dort. Heute kann ich sagen, dass diese Zusammenführung KEIN ZUFALL war. Es war die Achtsamkeit einer höheren Kraft. Diese aufeinanderfolgenden 'Zufälle' nennt man Synchronizität und das Universum besagt:

„Es gibt keine Zufälle, denn es fällt einem zu, was fällig ist"

14. Synchronizität

Wir alle haben schon ähnliche Beispiele erlebt. Du denkst an eine bestimmte Person und plötzlich meldet sie sich. Du schaust immer zur selben Zeit auf die Uhr. Du möchtest dich beruflich verändern und findest die richtige Stellenanzeige. Du hörst ein bestimmtes Lied und denkst, „das ist ein Zeichen". Dies sind keine Zufälle. Hier tauchen wir in ein faszinierendes Phänomen ein - die Synchronizität. Du musst kein Psychologie-Experte sein, um das zu verstehen. Wenn wir lernen, Synchronizität bewusst zu erleben, können wir diese Momente zwischen Himmel und Erde verstehen.

Der Begriff wurde von Carl G. Jung geprägt. Synchronizität ist das gleichzeitige Auftreten von Ereignissen ohne direkte Ursache-Wirkung-Beziehung. Es geschehen Ereignisse gleichzeitig, ohne klaren Grund. Du denkst an etwas Bestimmtes und plötzlich bieten sich dir Möglichkeiten. Carl G. Jung beobachtete viele seiner Patienten und war erstaunt über die scheinbaren Ereignisse. Diese fügten sich zu einem sinnvollen Ganzen. Er sagte, synchrone Erlebnisse haben eine tiefgehende Bedeutung. Synchronizität kann uns etwas über uns und die Welt lehren. Es gibt etwas Höheres, das wir nicht erfassen können. Unsere inneren Gedanken sind eng mit der Realität verflochten. Unerklärlich treten mehrere gleichzeitige Ereignisse auf und beeinflussen uns. Bis heute ist das Prinzip der Synchronizität unerforscht und das ist meines Erachtens auch gut so. Es gibt keine einheitliche Deutung.

Trotzdem hat sie jeder schon mal erlebt.

Ich rege dich dazu an, darüber nachzudenken, wann du Synchronizität erfahren hast. Wo hat sich etwas gefügt, was zusammenpasst? Hast du einen Menschen getroffen und wusstest, „das war Schicksal"? Warst du zur richtigen Zeit am richtigen Ort und hast von dort an eine bedeutende Lebensveränderung erfahren? Welche Handlungen haben dich in deinem Leben dorthin geführt, wo du nun bist?

Betrachte dein Leben und schaue genauer auf diese sogenannten Zufälle. Sie können dir den richtigen Weg zeigen. Synchronizität ist ein wunderbares Werkzeug zwischen deiner inneren Welt und dem Universum, deinem Unterbewusstsein und deiner Manifestation.

Mit synchronischen Ereignissen können wir viel erforschen, um einen höheren Sinn zu verstehen. Sie erinnern uns daran, dass unser Leben viel zu bieten hat. Wir dürfen uns für die Möglichkeiten zwischen unseren Gedanken und der Realität öffnen, denn:

„Alles, was wir im Inneren besitzen, wird uns im Außen begegnen"

15. Der Wurf in den Mülleimer

Alles läuft wie am Schnürchen. Es fühlt sich an, als ob eine höhere Kraft mich und mein Leben lenkt. Alles geschieht einfach und locker für die Heilung der Menschheit. In meinem Minijob gehe ich einmal in der Woche arbeiten und habe eine neue Familie kennengelernt, die mir gleich ans Herz gewachsen ist. Wir haben uns gegenseitig gesucht und gefunden. Mit diesem Verdienst kann ich die Miete für meinen neuen Praxisraum bezahlen, ohne finanzielle Einschränkungen zu haben.

Drei Wochen sind nach meiner Zusage vergangen als ich mit der netten Dame im Raum stand. Viel ist seitdem geschehen. Die Möbel sind angekommen, aufgebaut und der Wohlfühlpraxisraum ist komplett eingerichtet. Er ähnelt eher einem gemütlichen Wohnzimmer als einer Praxis. Ein kleiner sprudelnder Wasserbrunnen und eine selbstgebaute wundervolle Uhr aus Holz von meinem großartigen Papa runden die Atmosphäre ab. Mein Sohn Julian half mir, die Wände in einem grünen Ton zu streichen, den ich in meiner Vision gesehen hatte. Abends kommt das Highlight: Ein traumhaft schöner Sonnenuntergang hinter den blühenden rosafarbenen Kirschbäumen. Der Raum leuchtet in sanften, kräftigen Rot-Orange-Lila-Tönen. Auf der zweiten Etage des Gebäudes ist immer viel los. Junge Unternehmer wie ich tauschen sich in einem freundlich eingerichteten Flur aus und lachen viel. Es herrscht eine ausgelassene Atmosphäre, als wäre es eine Firma, in der jeder seiner Selbstständigkeit nachgeht. Viele Kollegen interessieren sich für meine Hypnosetherapie. Fast täglich fragt mich ein Kollege nach Hypnose oder einer Reinkarnation. Dieses Gebiet fasziniert viele Menschen auf eine mystische und magische Weise. Einige interessieren sich, würden aber nie eine Hypnose erwägen. Andere buchen direkt einen Termin bei mir. Dieser Schritt in die Sichtbarkeit macht mir die Faszination und den Respekt vor diesem Gebiet sehr bewusst. Zugegeben, das Umfeld in einer eigenen Praxis ist ein anderes Metier als bei mir zuhause. Hier geht keiner mehr durch das Schlafzimmer, um sich auf einer privaten Couch hypnotisieren zu lassen.

Es ist Freitag und ich erwarte meinen ersten "richtigen Klienten" in den neuen Räumlichkeiten zur Rauchentwöhnung. Ich bin super nervös. Kurz bevor ich mich mit dem Auto auf den Weg in meine neue Praxis mache, laufe ich in meiner Wohnung auf und ab. Es fühlt sich an wie ein Date, wo man mega nervös ist. Mein Sohn kommt zu mir und sagt: "Mama! Du machst mich wahnsinnig mit deiner Rumlauferei. Du hast doch schon so oft hier zu Hause Hypnose gegeben und alle sind zufrieden mit dir. Wovor hast du

Angst?". Nach einer kurzen Pause schaut er mich verschmitzt an und sagt: "Soll ich dir eine Hypnose zur Entspannung geben?" Im ersten Moment fühle ich mich leicht veräppelt und nicht ernst genommen. Aber Julian schaut mich an und grinst mit seinem unwiderstehlichen Charme alle meine Anspannungen weg. Wir müssen beide lachen. Mit diesem leichten Gefühl fahre ich los.

Es ist vierzehn Uhr und mein Klient kommt zur Tür herein. Er möchte gerne mit dem Rauchen aufhören. Er raucht dreißig Zigaretten am Tag, ist mittlerweile neunundvierzig Jahre alt und bemerkt, dass das Rauchen ihm eher schadet als nutzt. Er kann alleine nicht aufhören. Er hat schon viele verschiedene Methoden probiert, um mit dem Rauchen aufzuhören. Von Akupunkturbehandlung über Nikotinpflaster bis zur Rauchfreispritze. All diese Varianten haben ihn zwar für ein paar Tage vom Rauchen abgehalten, aber es war eher eine Qual, bis er wieder angefangen hat. Von einer Bekannten hat er nun von der Möglichkeit der Hypnose erfahren und hofft, dass ich ihm helfen kann. Da ich selbst vierundzwanzig Jahre Raucherin war, kann ich seine Bedenken verstehen.

Wir beginnen mit einer eigens kreierten Blockadenlösung. Der Klient legt sich gemütlich auf meine Liege, schließt seine Augen und konzentriert sich auf meine Stimme. Ich begleite ihn durch eine sanfte Körperreise in einen entspannten, hypnotischen Zustand. Um alle negativen Gedanken und Emotionen in Bezug auf das Rauchen gehen zu lassen, gebe ich ihm sein eigenes Päckchen Zigaretten in die rechte Hand, die entspannt auf der Lehne der Liege liegt. Nun beginnt der spannende Abschnitt: Die Blockadenlösung.

Der Klient darf all seine erschwerenden Gefühle und Gedanken, die er mit dem Rauchen verbindet, imaginär in das Päckchen fließen lassen. Das können alle möglichen Themen sein, die sich in den letzten Jahren rund um das Rauchen gebildet haben und die er jetzt loslassen möchte. Zum Beispiel wie teuer das Rauchen in den letzten Jahren geworden ist, die stufenweise Abgrenzung in der Gesellschaft, das morgendliche Abhusten, die geringe Kondition bei Bewegung und das Wichtigste: die Beeinträchtigungen der Gesundheit. Da ich Erfahrung mit Sucht habe, weiß ich, dass der Verstand sich des gesundheitlichen Risikos beim Rauchen bewusst ist. Das Unterbewusstsein ist jedoch der Sitz der Sucht und somit dem Verstand überlegen, da es eine innere Stärke besitzt. In dem Zustand der Trance ist es dem Klienten möglich, seinem bewussten Verstand UND dem Unterbewusstsein die Möglichkeit zu geben, alles loszulassen, was ihn noch davon abhält, Nichtraucher zu werden. Es ist immer wieder erstaunlich, welche Themen und Bereiche sich den Klienten in der Hypnose zeigen. Und nicht selten geschieht es, dass plötzlich ein Ereignis aus der Kindheit oder Jugend hochkommt, welches das Unterbewusstsein mit dem Gefühl des Rauchens in Verbindung bringt. Und all' das darf in das Zigarettenpäckchen fließen, was er in seiner Hand hält.

Der Klient bemerkt, dass das Päckchen nach einiger Zeit viel schwerer wird, je mehr Ballast dort einfließt. Immer schwerer wird die Schachtel, so dass ich oft schon nach einigen Minuten feststelle, dass die Hand zu zittern beginnt. Ich suggeriere in diesem Zustand, dass der Klient den ganzen Ballast so lange in seinen Händen halten kann, bis das Unterbewusstsein (!!!) bereit ist, alles loszulassen. Wenn dieser Zeitpunkt gekommen ist, darf das Unterbewusstsein ganz von selbst, wie ferngesteuert, das Zigarettenpäckchen loslassen und es fällt zu Boden. Dann, wenn es die Reinigung im unbewussten Anteil beendet hat. Dies kann schnell gehen oder auch länger dauern und der Klient bekommt hierzu alle Zeit der Welt. Ich kann nicht wissen, welche Prozesse in diesem Moment in ihm vorgehen und es ist eine bedeutende Phase der absoluten Reinigung von alten Glaubens- und Verhaltensmustern. Sich von etwas Altem zu lösen - auch wenn der Verstand sich dessen bewusst ist, dass es dem Menschen schadet - ist nicht einfach.

Wir Menschen sind Gewohnheitstiere und es bedarf einer großen Portion Mut, sich seinen inneren Süchten zu stellen. Sobald das Zigarettenpäckchen losgelassen wird, beginne ich mit positiven Suggestionen, die ganz tief in das Unterbewusstsein fließen und den Klienten kraftvoll unterstützen, auch in den kommenden Tagen und Wochen sein gesundes Ziel vor Augen zu haben. In diesem Abschnitt geschieht sehr viel, denn der Klient merkt, wie frei er sich von all diesem Ballast fühlt, den er losgelassen hat. Nun ist er auch auf neuronaler Ebene äußerst empfänglich für positive Veränderungen in allen Bereichen des Körpers. Und so geschieht es auch bei meinen ersten Klienten.

Nach einer einstündigen Hypnosesitzung hole ich ihn ganz sanft wieder zurück in den Wachzustand. Er öffnet seine Augen und streckt sich. Ich frage ihn, wie er sich fühlt und was er wahrgenommen hat. Er erzählt mir die Erfahrungen seiner ersten Hypnosesitzung und wie angenehm er diesen Zustand findet. So habe er sich das gar nicht vorgestellt, denn es sei sehr leicht und entspannt gewesen. Er hatte immer das Gefühl, bei mir zu sein, aber gleichzeitig hat es scheinbar viel in seinem Inneren gearbeitet.

Er richtet sich auf, wuschelt sich seine Haare zurecht, schiebt sein Becken über die Liege, so dass er mit seinen beiden Füßen wieder auf dem Boden steht. Er bückt sich, hebt das volle Päckchen auf, was er fallen ließ, steht aus der Liege auf und geht schnurstracks Richtung Tür. Ich verfolge nur seine Schritte, nehme einen fragenden Blick in meinem eigenen Gesicht wahr und warte einfach ab, was geschieht. Neben meiner Eingangstür steht ein Mülleimer. Mit einigen Metern Abstand wirft er zielgerichtet seine volle Packung hinein, dreht sich wieder um, schaut mich an und sagt: "Herzlichen Dank Frau Procher, ich brauche meine Zigaretten nicht mehr. Mir wurde in der Hypnose klar, welches Gefühl ich mit dem Rauchen verbinde, und ich habe es gelöst. Ab jetzt bin ich Nichtraucher".

BÄHM und TSCHAKKA! Wir unterhalten uns noch eine Weile, bis er mutig und voller Selbstbewusstsein meine Praxis verlässt. Welch ein toller Moment. Es war riesig - für meinen ersten Klienten und mich. Das ist einige Jahre her und ich weiß, dass er seitdem keine Zigarette mehr angezündet hat. Woher ich das sagen kann? Mein Klient hat nach der ersten Sitzung drei seiner Arbeitskollegen zu mir gebracht. Auch sie haben mit der Unterstützung der Hypnose aufgehört zu rauchen.

Ich möchte etwas klären. Manche Menschen denken, jemand sei schwach, wenn er von selbst nicht mit dem Rauchen aufhören kann oder bei einer Gewichtsabnahme keinen Erfolg hat. Liebe Leser und Leserinnen, in meinen Augen IST KEIN MENSCH SCHWACH. Er hat ein stark dominierendes Unterbewusstsein und braucht vielleicht nur die richtigen Mittel der Hypnose, um seine inneren Schatten zu besiegen. Aus welchen Gründen auch immer er nicht durch freien Willen eine Angewohnheit aufgeben kann.

Denkt daran: Wir alle haben Gepäck. Manche tragen einen kleinen Rucksack, andere können ihren kaum halten. Ich bewundere Menschen, die bereit sind, gesünder und bewusster zu leben, und unterstütze jeden einzelnen von Herzen.

„Das Erkennen eines Problems ist der erste Schritt zur Lösung"

16. Expertenwissen Blockadenlösung

Unser gesamtes Leben nehmen wir Eindrücke, Erfahrungen und Erlebnisse in unserem Unterbewusstsein auf. Diese speichern sich in tiefen Schichten und treten manchmal wieder hervor. Das Unterbewusstsein enthält unendlich viele Informationen über unser Leben. Es ist ein Buch voller Kapitel, angefangen von unserer Entstehung im Mutterleib und oft noch weiter zurück aus vergangenen Leben. Alle Menschen bauen ihr Leben lang Blockaden auf, die uns daran hindern, was wir uns eigentlich wünschen und aus tiefstem Herzen leben möchten. Blockaden sind in bildlicher Sprache Stoppschilder, die uns abhalten, ein Verhalten anzunehmen, das sich richtig anfühlt.

Unser Herz weiß immer, was es möchte, und zeigt uns den wahren Weg. Blockaden sind energetische Hindernisse, die in der Vergangenheit entstanden sind. Unsere Gefühle sind mit dem Ereignis abgespeichert und in unserem Unterbewusstsein verankert. Kommt es zu einem ähnlichen Erlebnis wie damals, blockt das Unterbewusstsein ab. Es sendet in Nanosekunden die gespeicherten Emotionen an das Nervensystem. Das Nervensystem informiert dann die zuständigen Hormone. Es kommt zu körperlichen Reaktionen wie Zweifel, Angst, Hemmungen, Unwohlsein und so weiter. Wer gut in seiner Wahrnehmung ist, merkt, wann der Körper Blockaden sendet. Das sind die Momente, in denen wir anders reagieren, als wir es uns gewünscht hätten. In solchen Situationen grübeln wir danach oft lange darüber nach, warum wir 'anders' gehandelt haben. Blockaden entstehen unser ganzes Leben lang. Es ist gut, sie regelmäßig zu lösen und loszulassen. Manche Hindernisse sind uns bekannt, von vielen wissen wir nichts, weil sie tief im Unterbewusstsein liegen. Sie können uns bei allen Wünschen und Zielen bremsen. Diese Hindernisse bestehen aus alten Konditionierungen, Überzeugungen, Verhaltensmustern und Glaubenssätzen. Sie liegen seit vielen Jahren an einem Ort, wo sie nie wieder angeschaut wurden. Eine einzige Situation kann eine lebenslange Blockade auslösen.

Das Unterbewusstsein ist ein hervorragender Sammler dieser alten Überzeugungen. Es liebt seine Erfahrungen wie einen alten Schatz und definiert sich dadurch. All diese Blockaden sind sein Leben und seine Erkenntnisse. Jedes Mal, wenn du eine Erfahrung machst, kramt es in seinen Schätzen und sucht etwas Ähnliches. Es will dir zeigen: 'Schau mal, das hast du schon einmal gefühlt. Ich werde dir jetzt nochmal zeigen, wie du dich damals gefühlt hast'. Wenn wir unsere Gedankengänge genau beobachten, können wir feststellen, dass wir in vielen Gesprächen, Diskussionen, neuen Situationen und Erlebnissen immer auf etwas 'zurückdenken'. Es kann eine leichte Ahnung, ein Kribbeln oder ein mulmiges Gefühl sein. All das sind Erinnerungen auf der Gefühlsebene.

Blockaden sind deutliche Wegweiser für unbearbeitete Themen, die uns bewusst auffallen. Es gibt auch unbewusste Blockaden, an die wir gar nicht herankommen. Sie zeigen oder erahnen uns nicht, was losgelassen werden darf. Wenn wir nur an unsere Kindheit denken oder noch weiter zurück. Hier können Blockaden entstehen, die uns das ganze Leben beeinflussen. Es ist für mich immer wieder erstaunlich zu sehen und zu fühlen, was energetisch während einer hypnotischen Blockadenlösung geschieht und losgelassen wird. Manche Klienten wissen genau, wo ihre Blockaden liegen. Sie wissen, dass z. B. die Abitur-Prüfungsangst von einer unangenehmen Situation in der Grundschule stammt, als sie ein Gedicht aufsagen mussten.

In der hypnotischen Blockaden Lösung nehme ich diese Blockaden wie graue Schleier im System wahr. Sie können außerhalb oder innerhalb des physischen Körpers 'hängen'. Eine Lernblockade kann zum Beispiel um die Schultern liegen, weil zu viel Last getragen wird. In der Blockadenlösung sehe ich, wie sich die grauen Schleier auflösen. Das ist der Zeitpunkt, wenn der Klient in der hypnotischen Trance bereit ist, mit seinem Unterbewusstsein zu arbeiten und die Blockade loszulassen.

Blockaden können auf der geistigen oder der körperlichen Ebene liegen. Wenn Blockaden tief verborgen liegen und eine Situation immer wieder umgangen wird, können sie sich auch körperlich manifestieren. Deshalb ist es wichtig, seine angestauten Blockaden regelmäßig zu lösen und dem Unterbewusstsein die Möglichkeit zu geben, sie loszulassen. Mit Hilfe der Hypnose ist es möglich, Blockaden loszulassen, an die wir nicht einmal denken, die uns nicht bewusst sind.

Viele meiner Klienten kommen alle zwei Monate für eine "allgemeine Blockadenlösung" zu mir. Das Unterbewusstsein bekommt die Chance, selbst zu entscheiden, was es loslassen möchte. Ich spreche dabei nahezu alle Bereiche des Lebens an. So können wir auch tief liegende Blockaden lösen. Wichtig ist, dass der Klient überzeugt ist, dass sein Unterbewusstsein ihm hilft, Altes loszulassen. Ohne diesen Willen gibt das Unterbewusstsein seine "Schätze" ungern frei. Erst wenn der Mensch bereit ist und innerlich zustimmt, kann losgelassen werden. Dies können alle möglichen Erfahrungen sein, von der Embryo-Zeit bis heute. Alles, was uns hemmt, zweifeln lässt oder bedrückt.

Es gibt viele Hypnosetechniken zur Lösung von Blockaden und Konditionierungen. In meinen Behandlungen unterbreche ich den Prozess nicht mit Fragen an den Klienten. Während der entspannten Sitzung kann der Klient **mit sich selbst** arbeiten. Es fällt vielen schwer, sich während der Anamnese in einem fremden Praxisraum zu öffnen. Das erfordert viel Tapferkeit. Ich möchte dem Klienten die Möglichkeit geben, sich maximal zu entspannen. Ich brauche keinen Frage-Antwort-Austausch während der hypnotischen Trance, da ich spüre, wie es dem Klienten geht und welche Worte er benötigt.

Ich öffne meinen Klienten den energetischen Raum für den Prozess. Sie dürfen während der Blockadenlösung innere Beobachter sein, während meine Worte tief in ihr Inneres fließen. Manche genießen diesen Zustand, während das Unterbewusstsein sortiert und loslässt. Andere erleben Bilder und Situationen aus der Vergangenheit und wissen bewusst, was losgelassen werden darf. Das Unterbewusstsein entscheidet, was an die Oberfläche kommen darf. Jeder Mensch reagiert anders auf diese Möglichkeit, sich von alten Belastungen zu befreien. Meine Klienten sind etwa eine Stunde in einem hypnotischen Zustand, während meine Worte tief in ihr Unterbewusstsein fließen. Schwierige Situationen werden aus der Beobachterperspektive wahrgenommen. Der Klient sieht die aufwühlenden Gefühle, ohne sie zu fühlen.

Wenn der Klient seine Blockaden kennt und sie mir vorher erzählt, lasse ich sie selbstverständlich in die Blockadenlösung einfließen. Oft wissen Klienten aber nicht, warum es ihnen schlecht geht. Unruhe, Nervosität und innere Anspannung plagen sie durch Tag und Nacht. Sie fühlen sich getrieben, schlafen schlecht und wünschen sich nichts sehnlicheres als Ruhe und Ausgeglichenheit. Ich kann das so gut nachvollziehen. Eine Blockadenlösung ist eine hervorragende Möglichkeit, sein Inneres zu reinigen und alles loszulassen, was eine Schwere ins Leben bringt. Die allererste Blockadenlösung wird als enorme Befreiung erlebt. Klienten besuchen die Hypnose meistens, wenn sich viel Ballast angestaut hat. Ich sehe, wie erleichtert sie nach der Blockaden Lösung sind, wie erfrischt ihr Gesichtsausdruck ist und wie dankbar sie sich fühlen. Es ist, als könnten sie ein oder mehrere Päckchen aus ihrem Rucksack abgeben. Je öfter der Klient zu einer Blockadenlösung kommt, desto tiefere, ältere Blockaden werden gelöst. Wichtig ist, dass das Unterbewusstsein nur loslässt, was wirklich gehen möchte. Nur das, was keinen Nutzen mehr hat und nicht mehr dient, wird gehen. Positive, liebevolle und herzensgute Erinnerungen bleiben natürlich erhalten.

In einer Blockadenlösung habe ich schon Wunder erlebt. Eine tiefe Demut begleitet mich während der

Sitzung, wenn ich die intensive und aufrichtige Energie zwischen dem Klienten und mir spüre. Jeder Mensch, der mit einem Problem zu mir kommt, hat Heilung verdient. Ich vertraue darauf, dass das Gesetz der Anziehung wirkt und nur Menschen zu mir kommen, denen ich mit meinen Methoden Raum für ihre Selbstheilungskräfte bieten kann. Ich öffne das energetische Feld, damit Heilung auf allen Ebenen geschehen darf. Nicht selten zeigen sich während einer Blockadenlösung Themen, an die man nie gedacht hätte, die aber besonders befreiend sein können.

Ich nehme während der Sitzung energetische Ereignisse wahr. Ich fühle, an welchen Körperstellen Blockaden sitzen und gehen oder ob es Personen gibt, die sich in dieser Blockadenlösung zeigen und dabei sein möchten. Oft kommen auch enge, verstorbene Angehörige oder Haustiere zur Unterstützung. Dies kann der Klient wahrnehmen, muss aber nicht. Darüber entscheiden höhere Kräfte - stets zum absoluten Wohl des Klienten.

Die Stimmung und Energie in meinem Raum während des Loslassens der Blockaden kann ich schwer in Worte fassen. Es ist ein Raum ohne Zeit und Dimension, voller Licht und Liebe. Jeder Klient nimmt seine Blockadenlösung individuell wahr. In der Nachbesprechung erzähle ich manchmal, welche lichtvollen Wesen geholfen haben, alten Ballast loszulassen. Dies deckt sich oft mit den inneren Erfahrungen des Klienten während der Sitzung.

Schon während der hypnotischen Blockadenlösung sortiert sich das ganze System neu. Es lässt Altes los und schafft Freiraum für neue Ideen, Wünsche und Visionen. Das körperliche Wohlbefinden steigert sich, da nun wieder alles fließen kann. Die Wahrnehmung und der Fokus auf das, was Freude und Leichtigkeit bringt, vergrößert sich. Es wird festgestellt, dass alltägliche Angelegenheiten besser gelingen und erholsamer Schlaf möglich ist. Nicht selten ändern sich positive Änderungen in verschiedene Lebensbereichen.

Nach der Blockadenlösung ist Platz für Neues. Die zukünftigen Vorhaben haben nun viel Raum für Umsetzungsmöglichkeiten. Manche Klienten haben nach einer einzigen Blockadenlösung ihre Lebensinhalte komplett neu ausgerichtet. Sie tun danach nur noch das, was ihnen am Herzen liegt und wichtig ist. Dadurch kann Mut und Zuversicht in den Alltag einladen werden. Es entsteht eine tiefe innere Gewissheit und Vertrauen, dass jede Entscheidung richtig ist. Nach einer kraftvollen Transformation hat das Unterbewusstsein alle Zeit der Welt, um sich einzurichten.

In den kommenden drei bis vier Tagen nach einer Hypnosesitzung kann der Prozess intensiv auf neuronaler und körperlicher Ebene wirken. Prozesse, die nun endlich machbar sind, werden angestoßen. Einige Klienten haben mich nach mehreren Wochen oder Monaten angerufen, um zu berichten, was die Blockadenlösung in ihnen bewegt hat. Meistens antworte ich:

„Blockaden sind wie Berge – haben wir sie erreicht, erkennen wir die Schönheit am Horizont"

17. Schlafen und Träume

Die Hypnosepraxis wird schnell bekannt. Immer mehr wundervolle Menschen kommen zu mir, um ihre Selbstheilungskräfte durch Hypnose kennenzulernen und nachhaltige Veränderungen zu erzielen. Meine wohnlich eingerichtete Praxis sorgt dafür, dass sich die Klienten wohl und aufgehoben fühlen. Das ist eine perfekte Voraussetzung für das Loslassen des Verstandes. Immer mehr meiner neuen Klienten fühlen sich grundlegend gestresst, unruhig und getrieben. Sie können jedoch nicht genau sagen, ab wann diese Anspannung begann. Die meisten wissen, bei welchem Ereignis das unruhige Gefühl entstand und dass der Stresspegel seitdem nicht mehr sinkt. Während der Anamnese interessiere ich mich besonders für die Schlafqualität, da sie zeigt, wie stark das Unterbewusstsein in der Nacht arbeitet. Oft können die Klienten nicht sagen, seit wann die Schlafstörungen bestehen. Schlafstörungen haben immer einen wichtigen Hintergrund, den wir herausfinden müssen. Bestehen die Schlafprobleme seit der Kindheit oder Jugend? Wie ist die Schlafhygiene? Gibt es Netflix oder ein Smartphone in der Nähe? Wie oft muss nachts auf die Toilette gegangen werden (Stichwort Organuhr) und kann man danach wieder einschlafen? Wird zu Hörbüchern, Meditation oder Medikamenten gegriffen?

Ich selbst litt seit meiner Kindheit bis zum vierzigsten Lebensjahr unter massiven Schlafstörungen. Aus Erfahrung kann ich sagen, dass ein guter und erholsamer Schlaf wesentlich für die Gesundheit von Körper und Geist ist. Leider weiß man oft nicht, was zuerst da war: die Schlafstörung oder das Problem. Daher habe ich die ersten Jahre intensiv mit Schlaf, Träumen und somit auch dem Unterbewusstsein beschäftigt. Das ist die Basis, um zu verstehen, welche Prozesse uns beschäftigen und wie sie zusammenhängen. Beim Schlafen durchlaufen wir verschiedene Schlafphasen. Jede Phase ist wichtig für die Erholung unseres Körpers.

Dazu gehört die Leichtschlafphase, die Tiefschlaf-
phase und die REM-Phase. Diese Phasen wiederholen sich alle neunzig Minuten. Bei ungestörtem Schlaf
durchlaufen wir sie vier bis sechs Mal. Die REM-Phase
ist die tiefste und notwendigste für gesunde Erholung. In dieser Phase kommt der Hormonhaushalt in
Einklang, die Muskulatur regeneriert sich, und antio-
xidative Prozesse wirken dem Alter entgegen. Wenn
du morgens aufstehst und zehn Jahre älter aussiehst,
warst du wahrscheinlich selten in der REM-Phase.
Träume sind in dieser Phase unwahrscheinlich, da es
um körperliche Reinigung und Regeneration geht.
Das verdeutlicht, warum gute Schlafqualität so wertvoll ist. Schon eine Woche Schlafmangel kann eine
Vorstufe von Diabetes auslösen.

Interessant ist auch, dass jede Spezies mit einer Le-
bensdauer von mehr als einem Tag einen vierundzwanzig Stunden Rhythmus hat. 1729 wurde dies mit
der Pflanze "Mimose" festgestellt. Sie wurde in eine
dunkle Kiste gesteckt und hatte somit keine Verbindung zum Tageslicht. Trotzdem gingen ihre Blätter
auf und zu. Auch wir Menschen haben diesen Vier-
undzwanzig-Stunden-Rhythmus. Es gibt Frühaufste-
her (Lerchen) und Langschläfer (Nachteulen). Langschläfer werden durch Arbeitszeiten aus ihrem
biologischen Rhythmus gezogen. Das führt oft zu psychischen und körperlichen Erkrankungen. Wenn man

mit einem Wecker aus dem Schlaf gerissen wird, steigt der Blutdruck extrem an. Es entsteht eine plötzliche Aktivität des Kampf- und Fluchtverhaltens. Das wird schlimmer, wenn der Vorgang durch die Schlummertaste wiederholt wird. [2]

Ein wichtiger Botenstoff für den Schlaf ist Melatonin. Es wird bei Einbruch der Dunkelheit freigesetzt und signalisiert, dass es dunkel wird. Melatonin entscheidet allerdings nicht, wann geschlafen wird, sondern gibt lediglich den Startschuss. Das Molekül Adenosin ist wie eine Zeituhr und merkt sich, wie lange man wach ist. Ist eine gewisse Menge erreicht, entsteht Schlafdruck und wir werden darauf hingewiesen, dass es Zeit ist, sich zu erholen. Bei älteren Menschen wird Melatonin früher am Tag freigesetzt; deshalb schlafen sie früher ein oder halten ein Nickerchen. Reichlich Tageslicht am Mittag und eine Sonnenbrille in der Natur können ihnen helfen, den Mittagsschlaf zu umgehen, damit die Melatonin-Ausschüttung später erfolgt. Träumen ist wichtig für die emotionale Gesundheit und Stressbewältigung.

Im Zwischenhirn (Hippocampus) werden tagsüber gelernte Inhalte bis in den Schlaf aufbewahrt, um sie dann zu verarbeiten. Unsere Träume bereiten kommende Entwicklungsschritte für den Wachzustand vor und lösen Probleme. Im Schlaf treffen Bewusstsein und Unterbewusstsein aufeinander. Sie verarbeiten die erlebten Situationen des Tages, um neue Erkenntnisse zu gewinnen. Dadurch wird das seelische Gleichgewicht wiederhergestellt und die psychische Entwicklung ermöglicht. Es ist besonders wichtig, pessimistischen Menschen mitzuteilen, dass sie ihren Träumen Aufmerksamkeit schenken dürfen. Trauminhalte sind Botschaften aus dem Unterbewusstsein. 'Wiederholungsträume' kehren zurück, bis wir ihren Sinn verstanden haben. Dann hat der Traum seinen Zweck erfüllt. Träume wirken ca. zwei bis drei Tage in unserem System nach, auch wenn wir uns nicht daran erinnern.

Deshalb erzählen mir Klienten oft in der Erstanamnese von 'komischen Träumen' in den letzten Tagen. Das ist ein Zeichen, dass das Unterbewusstsein sich auf die Heilsitzung vorbereitet. Es verarbeitet Eindrücke, die es damit verbindet. Vielleicht hat der Klient zuvor ein Video oder einen Podcast über Hypnose angehört. Diese Informationen nimmt das Bewusstsein am Tag auf, verarbeitet sie in der Nacht und gibt Hinweise im Traum. Natürlich werde ich dann neugierig und frage den Klienten nach dem Traum. Ich bin oft erstaunt, welche Symbolik das Unterbewusstsein überreicht. Nicht selten kommt es im Traum zu Vermeidungsverhalten wie Flucht, Ausweichmanövern, Angst oder Abbruch. Dies deutet auf Widerstände hin. Hier bietet sich eine hypnotische Entspannungsreise an, um am Selbstwert, Mut und innerer Stärke zu arbeiten.

Schon in meiner Jugend interessierten mich Träume, sowohl meine eigenen als auch die von anderen. Früher unterhielt ich mich mit Freundinnen über unsere Träume, die damals oft von Jungs und sexuellen Trieben handelten. Ich fand es faszinierend, welche Symbole und Gefühle mein Unterbewusstsein in Träumen zeigte. Als Kind hatte ich einen Wiederholungstraum, in dem ich in einem schwarzen Raum stand, der immer enger wurde, bis ich keine Luft mehr bekam. Meine Kindheit war von Asthma begleitet, und mein Unterbewusstsein zeigte mir diese "Enge" und "Luftnot" im Traum.

Seit meiner Jugend und heute noch schreibe ich Traumtagebücher. Das empfehle ich jedem, der an seinen inneren Prozessen Interesse zeigt. Unsere Träume liefern wichtige Hinweise auf unser Gefühlsleben und Unterbewusstsein. Heute nutze ich manchmal auch ein Aufnahmegerät, um meine Träume festzuhalten. Häufig schlafe ich wieder ein und freue mich am nächsten Tag, welche Träume ich mir anhören kann. Dann beginnt der spannende Teil für mich. Schon beim Abhören sehe ich, wie mein

Unterbewusstsein mit Erlebnissen, Bildern, Gefühlen und Situationen umgeht.

Es ist faszinierend zu sehen, was in unseren Träumen passiert. Es gibt inzwischen tolle Webseiten, zum Beispiel „traum-deutung.de", auf denen man seine Traumsymbole deuten kann. Das kann ich jedem empfehlen. Durch seine Träume kommt man sich selbst sehr nah. Einige Symbole kennen wir aus unserem Leben, weil sie Urängste zeigen, wie Zahnverlust. Andere Symbole, wie Haus oder Schiff, repräsentieren tiefere unbewusste Teile unseres Kerns.

Bei der Traumanalyse sollte man immer die aktuelle Lebenssituation betrachten und seinen eigenen Impulsen vertrauen, auch wenn im Internet etwas anderes steht. Nach einigen Analysen wirst du erstaunt feststellen, wie dein Unterbewusstsein mit dir im Schlaf spricht. Im Folgenden erkläre ich Beispiele aus bekannten Träumen. Es geht nicht um die genaue Übersetzung, sondern darum, wie Trauminhalte und Symbole Hinweise geben können.

Ich träume mir fallen die Zähne aus

Diesen Traum haben viele schon erlebt und er ist sehr beängstigend. Oft wachen wir mit Panik auf und weinen. Die Zähne begleiten uns seit Kindheit und symbolisieren unser Dasein und das Überleben unserer Evolution. Im Traum ist es eines der wichtigsten Symbole. Unsere Zähne stehen für Halt, Überleben, Nahrung und Abwehr. Träume vom Zahnverlust (ohne Zahnarztbesuch oder Zahnschmerzen im Wachleben) stehen für Verlustängste und das Loslassen alter Themen. Betrachte deine Lebenssituation und frage dich: Was möchtest du loslassen, hast aber Angst? Wie kannst du in deinem Leben besser „zubeißen", um Stabilität zu erhalten? Welcher Zahn wird dir gerade „gezogen"? Träumst du von Zahnlücken, fragst du dich vielleicht, ob deine sexuelle Attraktivität verloren geht? Wachsen deine Zähne immer wieder nach? Das könnte auf einen inneren Wachstumsprozess hinweisen, der nicht abgeschlossen ist. Über das Traumsymbol der Zähne kann man viel lesen.

Ich werde immer wieder verfolgt

Im Prinzip geht es immer um dasselbe: Jemand oder etwas kommt dir zu nahe und du fühlst dich bedroht. Jemand will etwas haben, erwischen und bekommen. Du willst dagegen entweichen oder etwas endgültig loswerden. Das gibt dir Hinweise für den Traum: Vor was oder wem läufst du weg? Wovor hast du Angst, dass man es dir nehmen kann? Wieso musst du überhaupt davonlaufen? Warum bleibst du nicht stehen, um es zu klären? Wer ist dir auf der Spur und ist er gegen dich? Es kann auch gut sein, dass du jemanden verfolgst. Das deutet auf eine ungeklärte Angelegenheit oder ein schlechtes Gewissen hin. Diese Themen müssen noch geklärt werden. Verfolgungen in Träumen deuten meist auf eine zu klärende Angelegenheit im Wachleben hin. Oder es ist ein Hinweis aus dem Unterbewusstsein, vor dem man wegläuft oder das bedrohlich wirkt.

Ich laufe in einem großen Haus umher

Unser Zuhause ist ein Rückzugsort, hier fühlen wir uns in der Regel sicher und geborgen. Im Traum steht das Haus nicht für das Gebäude, sondern für die Persönlichkeit des Träumers. Achte auf die Symbole in diesem Haus. Gibt es verschlossene Türen oder viele Stockwerke? Vielleicht wird das Haus gerade umgebaut? Besonders bedeutsam ist der Bereich, in dem sich der Traum abspielt. Wenn sich viel im Keller abspielt, spricht die Traumanalyse vom Unterbewusstsein. Befindest du dich oft auf dem Speicher, deutet das auf deine geistigen und mentalen Fähigkeiten hin. Auch die Beschaffenheit des Hauses ist wichtig. Ein Glashaus ist zerbrechlich, während ein Holzhaus sehr massiv ist. Aus spiritueller Sicht symbolisiert das Haus ein Gefühl von Sicherheit und das weibliche Prinzip der Mutter.

Ich stürze ab und falle

Wie in jedem Traum ist es wichtig, auf die Details zu achten. Fallen oder Hinabstürzen deutet oft auf die Angst eines Verlustes hin. Es kann aber auch bedeuten, dass sich die Bemühungen des Träumenden endlich auszahlen. Ein weiterer Grund kann der Verlust an Selbstvertrauen sein. Zweifel an den eigenen Fähigkeiten und Überforderung lassen ihn zu Boden fallen. Der Träumende sollte die Umstände des Falles genau betrachten und sich fragen: Wie bin ich dorthin gekommen, dass ich jetzt so tief fallen darf? Gibt es Personen in meiner Nähe? Letztlich hat der freie Fall immer etwas mit Vertrauen, Erleichterung und Befreiung zu tun.

Ich träume von Bäumen

Der Baum symbolisiert Wachstum und geistige Entwicklung. Mit seinen festen Wurzeln trotzt er jeder Widrigkeit. Er ist nährend und lebenserzeugend, weil er vielen Tieren Schutz und Raum bietet. Der Baum steht für unser Gleichgewicht und feste Wurzeln. Ein alter Baum bleibt ruhig, da er im Einklang mit der Natur und den geistigen Gesetzen ist. Ein gesunder Baum im Traum, der Früchte trägt, weist auf großes Potenzial zum Wachstum hin. Ein dürrer und kahler Baum steht eher für das Gegenteil. Der Baum gibt

Hinweise auf die derzeitige geistige und körperliche Kraft.

Unsere Träume sind geheimnisvoll, aber wir können ihnen auf die Spur kommen. In unseren Träumen verarbeiten wir unser Leben. Wiederkehrende Träume können Einblicke in unsere Psyche und das Unterbewusstsein geben. Die wichtigste Erkenntnis sollte allerdings sein:

„Träume zeigen uns, dass wir nicht in unserem Körper feststecken"

18. Erfahrungsberichte aus der Praxis

Mein Lebens- und Seelengefährte Lars sagt seit vielen Jahren, dass ich ein Buch über die wundervollen Erfahrungen schreiben sollte, die mir in der Praxis begegnen. Für ihn war es gerade zu Beginn erstaunlich zu sehen, welche lichtvollen Heilungen und Erlebnisse meine Klienten haben. Eine Zusammenfassung aller Sitzungen werde ich nicht herausgeben. Dennoch entschied ich mich, einige in diesem biografischen Ratgeber zu erwähnen, um meine Arbeit näher zu bringen. Die folgenden Beispiele zeigen, wie sich das Leben drastisch ändern kann, wenn man sich selbst das Vertrauen gibt, in die Selbstheilungskräfte zu gelangen. Zum Schutz der Patienten werden die Vornamen und das Alter verändert. Die Inhalte der Transformation sind genau so geschehen und bleiben mir in Dankbarkeit und Demut in Erinnerung.

<u>Dorotea - 41 Jahre - Reinkarnation</u>

Schon als Dorotea die Treppe hochkommt, lächeln wir beide einander zu. Wir spüren sofort, dass wir auf derselben Wellenlänge sind. Dorotea ist offen und herzlich. Sie betritt einen Raum und erstrahlt ihn mit ihrer Aura und Leichtigkeit. Dorotea erzählt, dass sie seit vielen Jahren unter Gürtelrose leidet. Diese trat erstmals auf, als sie sich vor fünfzehn Jahren scheiden ließ. Die Scheidung war eine sehr stressige Phase. Jedes Mal, wenn sie sich jetzt in einem stressigen Lebensabschnitt befindet, kommt die Gürtelrose - immer an derselben Stelle - wieder. Dann leidet sie wochenlang unter schmerzhaften Hautausschlägen und Nervenschmerzen an ihrer rechten Nierengegend. Sie sei mehrfach gegen die Virusentzündung geimpft. In einer Reinkarnation möchte sie erfahren, ob diese wiederkehrende Belastung mit einem alten Leben zusammenhängt.
In der Reinkarnation stellt sich heraus, dass Dorotea im 18. Jahrhundert bei ihrem sehr aggressiven Vater lebte. Die Mutter starb bei der Geburt. Es war im Dorf ein offenes Geheimnis, dass der Vater seine Tochter

oft verprügelte. Wenn sie das Bauernhaus verlassen durfte und zum Marktplatz ging, sahen die Marktfrauen sie mitleidig an. Die blauen Flecken waren nicht zu übersehen. Der Vater brach ihr teilweise auch die Finger. Eines Tages zog der Vater sie am Kleid und den Haaren in den Pferdestall. Sie hatte in seinen Augen die Arbeit auf dem Hof falsch gemacht. Der brutale Vater legte sie mit dem Gesicht auf den Trog. Dann griff er zum glühenden Brandzeichen für seine Pferde und rammte es ihr auf die Nierengegend zur Bestrafung. Dieses Trauma steckt noch immer in Doroteas energetischem Feld. Dies führt dazu, dass Doroteas Erinnerungszellen in stressigen Situationen - aus denen sie sich nicht befreien kann - Gürtelrose in genau dieser Körperregion entstehen lassen.

In dieser Reinkarnation stellte sich heraus, dass ihr Vater ihr heutiger Ex-Mann ist. Im wahrsten Sinne des Wortes wurde ihr dieses traumatische Erlebnis eingebrannt. In der Reinkarnation konnten wir diese energetischen Steuerungen und Empfindungen lösen und zum Ursprung zurücksenden. Seit dieser Auflösung vor einigen Jahren ist Dorotea komplett beschwerdefrei. Die Gürtelrose kam nie wieder.

Marcel - 15 Jahre - Blockadenlösung

Mich erreicht der Anruf von Marcels Mutter. Seine Angst vor tiefen Gewässern hat sich in den letzten Jahren so verschlimmert, dass es nun nicht mehr möglich ist, mit Marcel in den wohlverdienten Sommerurlaub zu fahren. Die Angst, im Urlaub auf ein tiefes Gewässer zu stoßen, ist zu groß. Ein Hypnotiseur benötigt bei fünfzehnjährigen das Einverständnis beider Erziehungsberechtigten, was in diesem Fall kein Problem darstellt. Seine Eltern sind ebenfalls dabei, was ich sehr begrüße.

Marcel ist ein ruhiger, smarter und netter junger Mann. Sehr höflich und reflektiert. Er erzählt, dass er früher im Schwimmunterricht in der Schule nicht an den Rand schwimmen durfte. Die Lehrerin schickte ihn zurück ins tiefe Becken, um noch eine weitere Bahn zu schwimmen. Seitdem hat sich seine Angst Jahr für Jahr gesteigert. Selbst an einem kleinen Babypool kann er seine Füße nicht mehr reinhalten, ohne eine Panikattacke zu bekommen.

Mit Marcel arbeite ich mit einem Tennisball während einer Blockadenlösung. Kinder und Jugendliche sind für die Suggestionen in Hypnose noch sehr empfänglich und benötigen nicht so viel Zeit. Sie haben noch nicht so viel Gepäck wie Erwachsene. Während

Marcel sich in einem hypnotischen Zustand befindet, gebe ich ihm einen Tennisball in die Hand. Er kann alle Blockaden hineinfließen lassen, die mit dem Trauma des Schwimmbades in Verbindung stehen. Marcel nimmt die Hypnose sehr gut an und lässt alle Blockaden nach einiger Zeit mit dem Tennisball fallen.

Als ich ihn wieder in den Wachzustand zurückhole, reibt er sich die Augen. Er schaut kurz auf den Tennisball am Boden, dreht sich zu seinen Eltern und sagt: "Mama, ich habe alles losgelassen. Ich freue mich darauf, mit euch in den Urlaub zu fahren." Am selben Abend fahren die drei noch an den nahegelegenen Weiher. Marcel kann sich ziemlich problemlos ganz nah an den Rand des Wassers setzen.

In den darauffolgenden Wochen fahren sie in ein Einkaufszentrum, um Marcel eine neue Badehose zu kaufen. Die alte aus der 3. Klasse passt ihm jetzt nicht mehr.

Cornelia - 35 Jahre - Blockadenlösug

Cornelia ist sehr verzweifelt. Sie kommt in meine Praxis und weiß nicht, ob ich ihr helfen kann. Hypnose sei das Letzte, was sie probieren würde. Wenn das nicht klappt, steht die Scheidung mit ihrem Mann bevor. Eine harte Aussage. Cornelia hat eine innere Blockade und kann sich beim Kuscheln und Sex mit ihrem Mann nicht fallen lassen. Ihre Ehe steht auf dem Spiel, da dieses Thema seit vielen Jahren ein Streitpunkt ist. Sie findet ihren Mann sehr attraktiv und liebt ihn. Die Blockade besteht, seitdem sie denken kann. Sie mochte es nie, sich auszuziehen. Immer fühlt sie sich zur Schau gestellt und Scham breitet sich in ihrem Körper aus. Selbst beim Sex im Dunkeln fühlt sie sich nicht wohl. Sie möchte wissen, was mit ihr nicht stimmt. Die Aussage höre ich oft. Ich antworte darauf, dass alles in Ordnung sei. Lediglich ein paar Einstellungen seien „ver-rückt", die man wieder geraderücken kann.

Cornelia begibt sich in die Blockadenlösung. Selbst bei mir als Frau hatte sie Probleme, sich entspannt hinzulegen und dem Prozess hinzugeben. In der Blockadenlösung zeigt ihr Unterbewusstsein folgende Szenen, die sie mir danach erzählt: Als Kind hatte sie eine beste Freundin, die Italienerin war. Jeden Tag ging sie nach der Schule mit zu ihrer besten Freundin. Dort war auch der Vater. Der Vater war sehr nett, höflich und witzig. Cornelia war frühreif und hatte schon einen großen Busen, im Gegensatz zu ihrer Freundin. Der Vater war immer sehr nett zu ihr. Er sagte mehrfach Sätze wie: "Oh Madonna, aus dir wird mal eine tolle Frau, du bist sehr hübsch." Dabei formte er die Silhouette mit seinen Fingern nach.

Aus dem vermeintlichen Kompliment entstand eine tiefe Blockade im Unterbewusstsein von Cornelia. Diese führte dazu, dass sie ihre Weiblichkeit das ganze Leben lang 'versteckte' und sich unbewusst dagegen wehrte. Die Sitzung zeigt, wie lange Blockaden im Unterbewusstsein sitzen und was sie anrichten können. Cornelia ist sich sicher, dass der Vater ihrer Freundin das niemals böse gemeint hat. Aber das Unterbewusstsein nahm es als Bedrohung auf. Einige Monate später sah ich Cornelia beim Spaziergang. Sie hielt Händchen und war sehr verliebt mit ihrem Mann.

Konrad - 42 Jahre - Reinkarnation

Die Reinkarnation mit Konrad bleibt mir ebenfalls ewig in Erinnerung. Seine Reise ins vergangene Leben war äußerst eindrucksvoll. Als Konrad zur Tür reinkommt, sehe ich, dass er körperlich sehr angeschlagen ist. Er kommt auf Krücken in meine Praxis. In der Anamnese erzählt Konrad, dass er seit fünfzehn Jahren arbeitsunfähig und ledig ist. Seit seiner Jugend leidet er unter starken Folgen von Polyneuropathie. Polyneuropathie ist eine Erkrankung des peripheren Nervensystems. Sie kann unerträgliche Schmerzen verursachen und das Leben extrem einschränken. Zudem leidet er seit vielen Jahren unter Verfolgungsangst und kann schwer Menschen vertrauen. Ich respektiere seinen Besuch bei mir sehr. Konrad hat erfolglos viele Therapien hinter sich und möchte es nun mit Reinkarnation versuchen.

Konrad hat Mühe, sich auf meine Liege zu legen und sich zu entspannen. Ich entscheide mich spontan für eine längere Körperreise, um ihn in den richtigen Zustand für eine Reise ins vergangene Leben zu bringen. Als Reinkarnationstherapeut rechne ich jederzeit damit, dass das Unterbewusstsein den Eingang zum anderen Leben eröffnet. In Konrads Fall geschieht diese Phase etwas anders. Während ich ihn noch vorbereite und selbst ruhig bin, schreit Konrad unerwartet laut. Ich erschrecke mich sehr, denn der Schrei geht mir durch Mark und Bein. Es ist ein ohrenbetäubender Schrei, den ich niemals zuvor gehört habe.

Konrad ist sofort in der Szene, die sein heutiges Leben an den Rand der Verzweiflung treibt. Er schreit, dreht sich und winselt auf meiner Liege. Ich begleite ihn mit sanfter, vertrauensvoller Stimme. Konrad ist in einem vergangenen Leben eine Frau, die allein durch den Wald geht. Drei Männer kommen ihr entgegen und misshandeln sie brutal. Konrad erlebt, wie er aus der Beobachterperspektive von den drei

Männern zu Tode geprügelt wird. Einen 'Gnadenstoß' bekommt die Frau von einem der Männer mit einem Beil in die Wirbelsäule.

Es entsteht ein Kampf um Leben und Tod. Die Männer flüchten und lassen die Frau im Todeskampf alleine. In dieser Szene ist es wichtig, die Schmerzen und die Qual aufzulösen, die in Konrads gegenwärtiges Leben mitgereist sind. Der Emotionalkörper konnte sich im alten Leben niemals von dem abscheulichen Erlebnis erholen. Die Reinkarnation mit Konrad dauert insgesamt vier Stunden und ist für uns beide anstrengend, aber sehr beeindruckend.

Als ich Konrad zurück in den Wachzustand bringe, schweigen wir lange. Diese Reinkarnation ist eine Meisterleistung für ihn. Er schaut mich an und sagt nach einer längeren Nachbesprechung: „Frau Procher, mir geht es schon viel besser, ich versuche mal aufzustehen." Er schwenkt seine Beine über die Liege wie ein gesunder junger Mann, schaut mich an und sagt: „Ich habe deutlich weniger Schmerzen in meinem Körper, mir geht es gut" während er feuchte Augen hat und ich ihm ein Taschentuch reiche.

Konrad verlässt nach knapp fünf Stunden meine Praxis und bedankt sich herzlich für die Therapie. Auch ich war an diesem Tag ziemlich erschöpft. Es war eine meiner eindrucksvollsten Reinkarnationen.

Sechs Monate später erhalte ich einen Brief von ihm. Im Umschlag finde ich eine berührende Danksagung und die Information, dass er seine Krücken fast nicht mehr braucht und nur noch für längere Spaziergänge benutzt. Er konnte seine vielen Tabletten reduzieren. Er bemerkte, dass er fremden Menschen mehr Vertrauen schenken kann. Dadurch hat er die Liebe seines Lebens kennengelernt. Ich hole noch ein Foto heraus und lese den Brief weiter. Er ist mit seiner neuen Freundin nach Indonesien gereist. Das war jahrelang sein absoluter Wunsch gewesen, aber seine Krankheit hat es nicht zugelassen. Ich betrachte das Foto. Er steht mit seiner Freundin im Arm in Indonesien. Ich sehe einen strahlenden, gesunden und sehr glücklichen Mann auf dem Bild. Tiefe Dankbarkeit erfüllt mich. Ich sage leise zu mir: "Danke für meine wertvolle Arbeit."

Maria - 35 Jahre - Hypnose bei Arachnophobie (Spinnenangst)

Anfangs war es etwas schwierig mit Maria. Sie traute sich an ihre Phobie nicht heran. Sie verschob zweimal den Termin gegen ihre Spinnenangst, da sie so starke Angst davor hatte. Als sie dann den Mut gefasst hat und zu mir kam, begegnete mir eine sehr taffe und strukturierte Frau. Ihr Freund war dabei. Sobald ich nur das Wort "Spinne" aussprach, hielt sich Maria unbewusst die Ohren zu und verkrampfte mit allen Muskeln. Ich kenne einige Menschen mit Angst vor Spinnen, aber Maria ist extrem gefangen in ihrer Phobie. Das begann, als sie zu studieren anfing. Plötzlich bekam sie Angst vor Spinnen. In den letzten Jahren steigerte sich das exzessiv. Mittlerweile fällt es ihr schwer, vor die Tür zu gehen. Überall vermutet sie Spinnen.

In einer extra für Maria angefertigten Spinnenphobie-Hypnose trage ich sie in einen tiefen Zustand der Trance. Sie darf so tief in sich selbst ruhen, dass sie das Wort "Spinne" nicht als Bedrohung wahrnimmt. Durch die Blockadenlösung und die Suggestionen kann sich Maria von allen unbewussten Ängsten befreien, die sich rund um das Thema Spinne in den letzten Jahren aufgebaut haben. Maria benötigt drei Sitzungen bei mir. Nach der ersten Sitzung habe ich ihren Freund - mit Erlaubnis von Maria - gebeten, ihr immer wieder spontan - sehr sanft - Spinnen in Form von Kuscheltieren zu zeigen. Das hat nach der ersten Sitzung gut funktioniert.

Nach der zweiten Sitzung hat ihr Freund ihr reale Spinnen aus dem Internet gezeigt. Maria konnte sich diese, zwar mit einem mulmigen Gefühl und zwei Meter Abstand, anschauen. Die dritte und letzte Sitzung war der Knackpunkt. Seit dieser Hypnose kann sie problemlos aus ihrer Haustür gehen, wo sie weiß, dass dort Spinnen hängen. Früher ging sie immer um das Haus herum und durch den anderen Eingang. Jetzt ist das kein Problem mehr. Sie redet im Vorbeigehen respektvoll mit den Spinnen. Maria ist ein Vorzeigebeispiel dafür, wie Hypnose im Unterbewusstsein wirken und unterstützen kann.

Katharina - 32 Jahre - Reinkarnation

Katharinas Reise in ihr vergangenes Leben ist sehr eindrucksvoll. Sie zeigt, wie Themen aus einer anderen Reinkarnation in das heutige Leben übergehen können. Katharina ist eine junge, dynamische Frau. Sie wünscht sich mit ihrem Mann Kinder. Doch genau das ist das Thema, wo Schwierigkeiten und Ungereimtheiten bestehen. Katharina erzählt mir in der Anamnese, dass sie und ihr Mann seit einigen Jahren versuchen, ein Baby zu bekommen. Falls sie auf natürlichem Wege kein Kind bekommen, würde Katharina gerne adoptieren. Sie ist sogar bereit, ein körperlich oder geistig behindertes Kind aufzunehmen. Dieser Gedanke führt immer wieder zu Streit in der Beziehung, da ihr Mann ein eigenes Kind großziehen möchte. In der Reinkarnation zeigt ihre Seele eindrucksvoll, welches vergangene Leben an ihrer Überzeugung beteiligt ist.

Katharina befindet sich im 16. Jahrhundert auf einem großen Felsen. Sie blickt aufs Meer, weint und spürt, dass etwas Schreckliches geschehen wird. Nach ein paar Momenten kommen Männer aus dem Dorf zu ihr und bringen ihre drei Kinder mit, die zwischen sechs Monaten und drei Jahren alt sind. Katharina sagt traurig und verzweifelt: "Alle meine Kinder sind von meinem eigenen Vater gezeugt, geistig und körperlich behindert. Sie können hier nicht leben, da sie eine Last für unsere Familie sind. Die Männer werden meine Kinder entsorgen und von den Felsen werfen. Ich kann nichts dagegen tun."

Es herrscht eine geheimnisvolle Energie in meinem Praxisraum. Ich fühle, wie die Seelen der drei Kinder gegenwärtig bei uns sind. Den Schmerz der Mutter, die ihre drei Kinder verliert, kann man sich nur ansatzweise vorstellen. Wir lösen die Gefühle von Verlust, Missbrauch und Opfersein. Katharina wird bewusst, warum sie sich so sehr ein Kind wünscht und jede Möglichkeit in Kauf nimmt. Leider weiß ich nicht, was aus ihrer Ehe geworden ist und ob ihr Kinderwunsch in Erfüllung gegangen ist. Aber diese Erfahrung zeigt, wie alte Emotionen und Gefühle uns unbewusst beeinflussen.

Hilde - 47 Jahre - Reinkarnation

Dieser Tag mit Hilde bleibt mir ewig in Erinnerung. Er zeigt mir, zu welchen herzöffnenden Energien wir Menschen fähig sind. Hilde setzt sich in meinen Cocktailsessel und ich beginne die Anamnese. Sie erzählt mir, dass sie vor sieben Jahren ihre vierzehnjährige Tochter wegen einer schweren Krankheit verloren hat. Die Familie konnte sich nicht auf den Abschied vorbereiten, da alles sehr schnell ging. Seitdem plagen die Mutter von zwei weiteren Kindern heftige Angst- und Panikattacken, die sie aber gut unter Kontrolle hat. Ich ging davon aus, dass Hilde an Trauerbewältigung interessiert ist, doch ich werde überrascht. Hilde möchte eine Reinkarnation erleben. Sie sagt das mit so einer Überzeugung, dass sie die richtige Entscheidung trifft. Wir beginnen die Reise in ein vergangenes Leben. Hilde legt sich hin und ich beginne mit der Körperreise als Start.

Schon in diesen kurzen Minuten verändert sich die Energie im Raum. Ich spüre eine unglaubliche Wärme und Liebe um uns herum. Ich schließe die Augen und nehme ihre Tochter wahr. Die Essenz ihrer verstorbenen Tochter, ihre Seele, hat uns beide die ganze Reinkarnation begleitet. Sie ist ihrer Mama nicht von der Seite gewichen. Wir sind in ein wunderschönes Leben gereist, das Hilde gezeigt wurde. Als Hilde aus der Reinkarnation wieder erwacht, sagt sie zu mir: "Während der ganzen Rückführung war meine geliebte Tochter anwesend. Sie hat mir alle meine Ängste genommen. Sie hat gesagt, dass es ihr dort, wo sie sei, sehr gut gehe. Sie möchte, dass ich endlich glücklich und frei bin, damit auch sie gehen könne. In diesem Moment sind alle meine Ängste aus meinem Körper gegangen."

Wir schauen uns beide an und weinen. Die Präsenz der liebevollen Tochter war umwerfend, engelsgleich und himmlisch. Nach dieser bewegenden und eindrucksvollen Sitzung verabschiedet sich Hilde von mir. Sie nimmt mich in den Arm und sagt: "Du hast mir mein Leben wiedergegeben und das meiner Tochter befreit." Nach der Sitzung setze ich mich für einige Zeit hin, schließe die Augen und lege meine Hände auf das Herz. Ich bin demutsvoll und zutiefst dankbar für mein Sein und Wirken.

19. Die sechs spirituellen Entwicklungsphasen

Information:

Bevor du dich als Seele entschieden hast, hier auf diesem einzigartigen Planeten Erde zu inkarnieren, wusstest du, dass du dich nicht mehr an deine wahre

Essenz erinnern wirst. Auch wusstest du, dass dir die Erinnerung an deine wahre Heimat verloren gehen würde. Trotzdem konntest du dir nicht vorstellen, wie es sein wird, in diesen physischen Körper einzutauchen. Obwohl du schon so viele Male inkarniert bist, haben dich all deine vergangenen Leben zu dieser Seele heranreifen lassen, die du nun bist.

Du, geliebte Seele, bist hier auf der Erde, um verschiedene Phasen deiner spirituellen Entwicklung zu durchleben. Diese Phasen sind nötig, um dein volles Potenzial zu leben. Manche Seelen interessieren sich nicht für dieses Buch, da sie noch keinen Zugang zu ihrer spirituellen Bewusstseinsebene erlangt haben. Jeder Mensch geht in seinem Tempo, alles darf sein und respektiert werden.

Im Folgenden möchte ich dir die sechs Phasen der spirituellen Reise erläutern. Diese Phasen beginnen mit gutem Grund bei Stufe sechs und enden bei Stufe eins. Erst am Ende des Lesens wirst du feststellen, welchen höheren, göttlichen Plan diese Phasen haben und wie wir Menschen sie durchlaufen. Manchmal wirst du denken, dass du eine Phase bereits erledigt hast oder eine andere übersprungen hast. Dass du eine Phase überspringst, ist jedoch unwahrscheinlich. Wir Menschen betreten eine nächste Phase und stellen dann fest, dass wir vielleicht zu aufgeregt in der letzten Phase waren oder dass wir nicht die gesamte Fülle dieser Phase mitgenommen haben. Dann gilt es, noch einmal zurückzugehen, weil noch etwas gelernt werden darf. Das ist alles in Ordnung. In diesen sechs Phasen erleben wir allerdings nochmal einzelne Phasen.

Es gibt keine genauen Zeitangaben für die Dauer der einzelnen Phasen. Die Aufenthaltsdauer hängt von deinem freien Willen und der Entwicklung deines Bewusstseins ab. Menschen auf unserem Planeten können allumfassendes Wissen haben oder plötzlich erleuchtet werden. Beispiele dafür sind Meister Eckhart Tolle, Christina von Dreien und Matias De Stefano.

Vielleicht erkennst du dich beim Lesen selbst, Familienmitglieder, Freunde oder Bekannte in den jeweiligen Phasen wieder. Bedenke aber stets: Jeder Mensch geht in seinem Tempo. ALLES DARF IN LIEBE angenommen werden. Übe dich darin, Bewertungen loszulassen und in die absolute Annahme zu gehen.

Phase 6 – Der Leidtragende

Mehr als die Hälfte der Weltbevölkerung befindet sich in dieser Phase. Für viele Menschen ist dieser Zustand sehr vertraut. Personen in dieser Phase nehmen oft die Opferrolle ein und fühlen sich im Opfermodus. Sie fokussieren sich darauf, was andere ihnen angetan haben. Alles dreht sich um das Verhalten anderer Menschen und deren vermeintliche Fehler. Hier hört man oft Sätze wie "Wenn sich die anderen nur besser benehmen würden" oder "Wenn die anderen nur freundlicher wären." Diese Menschen sehen die Macht in der äußeren Welt. Sie fühlen sich ständig angegriffen oder bedroht. Viele reagieren mit Kampf oder Flucht und haben das Gefühl, nur überleben zu müssen. Für sie zählt ausschließlich die äußere Welt, während die innere Welt nicht beachtet wird.

Sie geben den anderen die Schuld für ihr Leid oder ihr Schicksal

Phase 5 – Tief fallen

In dieser Phase stürzt plötzlich etwas im Leben ein und lässt die persönliche Welt zusammenbrechen. Die Welt um dich herum zerbröckelt komplett. Es kann wie ein großes, kaltes Aufwachen sein. Als ob du eine Ohrfeige des Universums erhältst. Alles im Außen liegt in Trümmern: deine Hoffnungen und Träume, deine Fantasien, alles, was du um dich herum geschaffen hast. Diese Phase ist sehr schwierig. Es herrscht Chaos, Verzweiflung und Trauer.

Deine Seele greift plötzlich ein, um dir zu zeigen, dass du so nicht weitermachen kannst. Es braucht viel Mut, in dieser Phase nicht wieder in die Phase 6 zurückzukehren. Es fühlt sich an wie eine Presse. Alles in dir und um dich herum wird eng. Du hast das Gefühl, erstickt zu werden. Alle Wahlmöglichkeiten werden dir genommen. Du wirst auf den Weg der Heilung gedrückt. Du gehst nicht freiwillig dorthin oder änderst dich freiwillig. Du hast hier noch keine Selbstreflexion.

Diese Sackgasse bringt dich in den Fokus für die Phase 4, denn du hast keine Wahl mehr

Phase 4 – Das innere Erwachen

In dieser Phase richtet sich der Fokus nach innen, weil das Außen zusammengebrochen ist. Ein Wendepunkt ist erreicht. Wir beginnen, uns selbst wichtig zu nehmen und den inneren Fokus zu lenken. Wir sehen uns selbst und das Schuldgeben an andere verliert seinen Reiz. Die äußere Realität ist zerbröckelt. Eine neue Verbindung zu uns selbst entsteht, die vorher nicht möglich war. Aus einer emotionalen Tiefe schöpfen wir, die zwar immer da war, aber unzugänglich blieb. Blockierte Gefühle wie Empathie und aufrichtige Liebe kehren zurück, ebenso alle Emotionen. Diese Phase wird oft als spirituelles Erwachen bezeichnet. Es ist eine Verschiebung der Realität vom Äußeren ins Innere. Stabilität findet man nur noch in sich selbst. Selbstfürsorge beginnt. Fragen wie „Was fühle ich dabei?" oder „Warum geht es mir jetzt so?" entstehen. Alte Bewältigungsmechanismen und Werkzeuge werden weiterhin genutzt. Spirituelle Lehrer werden aufgesucht, die neue Methoden anbieten. Dein Bewusstsein verschiebt sich. Menschen auf deiner Energieebene begegnen dir, während du dich von denen trennst, die dir nicht guttun. Du findest den Bezug zur Natur, psychischer und physischer Gesundheit wieder und interessierst dich immer mehr für eine gesunde Ernährung.

Deine Realität verlagert sich immer mehr in das innere Erwachen und das ist eine riesige Veränderung

Phase 3 – Persönliche Verantwortung

Dies ist vielleicht eine der einsamsten Phasen auf dem Pfad. Alles ist sehr schön und man begegnet dem, was man vermisst hat. In geführten Meditationen kann man erhabene Glückseligkeit empfinden und Zugang zu einer anderen Welt finden. Man versteht, dass man in Phase 6 das Opfer war und nun die eigene Macht nutzen kann. Man kann sein Leben führen, wie man will. Souveränität und Wahlmöglichkeiten entstehen. Diese sind Aspekte von Macht. Der Wunsch, Verantwortung für Gesundheit oder Entscheidungen zu übernehmen, fühlt sich absolut richtig an. Man erkennt, dass die Welt nicht die Wahrheit erklärt. Nur man selbst ist verantwortlich für Interpretation und Reaktion. Mit dieser Kraft kann man sich und seine Lieben schützen und Veränderungen bewirken. In dieser Phase findet man den 'energetischen Entdecker'. Der Verstand erzählt, bewertet, plappert und argumentiert ständig. Man lernt, das System wie ein Radiosender einzustellen und beginnt, die Welt der Energie zu wahrzunehmen. Man spürt die Energie der Natur und die Harmonie zwischen Menschen auf gleicher Schwingungsebene. Ein kraftvoller und faszinierender Rhythmus fließt.

Ab diesem Punkt kann man nicht mehr zurück

Phase 2 –Alles ist Energie

Alles um dich herum ist Energie. Du hast an Stärke gewonnen. Dein Leben und Umfeld bestehen aus Energie und Frequenz. Du nimmst das Feld um dich wahr und beginnst zu strahlen. Du erfährst pure Liebe. Die stillen Menschen sind spirituell. Doch sie sind nicht einsam zu Hause. Die wahren Lichtarbeiter müssen in die Welt, damit ihre Welle die Menschheit erreicht. Ihr Licht muss in die Welt. Dunkelheit ist

Dichte. Sie hat keine Wellen und keine Lebenskraft. In dieser Phase geben Lichtarbeiter Liebe in die Dunkelheit. Du erfährst in allen Zellen:

Licht ist stärker als Dunkelheit

Phase 1 –Die Lichtwelle

Du arbeitest daran, als Lichtwelle zur Allgemeinheit beizutragen. Hier sind die Meister des Wandels auf der Erde. Du hörst auf, Veränderungen zu fordern., denn:

Du beginnst, die Veränderung zu sein

Fazit:

Du hast in Phase 1 bei deiner Geburt begonnen. Du warst eine Welle des Lichts. Du sprachst in fließender Energie, nicht in deiner Muttersprache. Dann kamst du in Phase 2. Ab hier lief alles schief. Du hast gelernt, falsch zu sein. Du lerntest Scham und entferntest dich von der Wahrheit. Du konntest nicht deine persönliche Verantwortung übernehmen. Du akzeptiertest die Wahrnehmung deiner Eltern und 'Erzieher'. Dein spirituelles Erbe wurde entzogen. Du hast dich, je älter du wurdest, zurückentwickelt. Du gabst deine Spiritualität auf und fokussiertest dich nur noch im

Außen. Du gabst anderen die Schuld und fühltest dich machtlos. So ist die Wahrheit deiner Inkarnation. Eine Reise zurück nach Hause, an den Ort, wo du als Baby begonnen hast. Deshalb bist du gerne in der Gegenwart von Tieren, Babys oder der Natur. Hier herrscht absolute Reinheit.

Deine Reise beginnt als Baby und ist eine spirituelle Entwicklung im Laufe deines Erdenlebens, um dich im Zusammenspiel mit deiner Seele wieder daran zu erinnern, wer du wirklich bist, denn:

Wahre Schönheit strahlt von innen

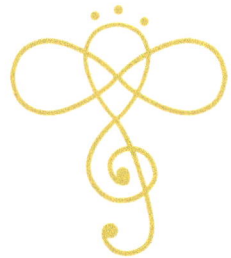

20. Quellverzeichnis:

1) Ein neues Ich (Dr. Joe Dispenza, Koha Verlag)
2) Das große Buch vom Schlaf (Prof. Dr. med. Matthew Walter, Goldmann Verlag)

21. BONUS Blockadenlösung

Mit dem folgenden QR-Code hast du die Möglichkeit, eine Blockadenlösung für deine Selbstheilungskräfte zu erfahren. Sie ist besonders heilsam, da sie eigens von mir für meine Klienten/in entworfen und gesprochen wird.

Wichtige Hinweise vor Anwendung einer Blockadenlösung:

Lese bitte diesen Hinweis vor Durchführung der Blockadenlösung aufmerksam durch, damit auch dein Unterbewusstsein im Vorfeld weiß, was seine Aufgabe ist, um dich bestmöglich dabei zu unterstützen. Eine Blockadenlösung ist eine intensive und tiefgreifende Methode, um dein Unterbewusstsein gezielt zu aktivieren. Es kann **ursachenorientiert sowie auch lösungsorientiert** an deinen inneren Blockaden arbeiten. Dabei kann es auf sanfte, aber wirksame Weise bis tief in die Wurzel gehen, sie analysieren und lösen.

Eine Blockadenlösung ist **in einem entspannten Zustand** zu genießen. Du solltest sie **auf keinen Fall** während der Autofahrt oder einer Tätigkeit an Maschinen hören. Du kannst sie tagsüber in einer entspannten Sitzhaltung oder im Liegen durchführen. Mache es dir während der Blockadenlösung bequem, schließe deine Augen und lasse sie in dir wirken.

Verwende sie in dem Bewusstsein, dass du wirklich eine **Befreiung von Ballast** erreichen möchtest. Dann wirst du am besten von ihr profitieren können.

Bitte beachte, dass diese Blockadenlösung der Selbsthilfe dient und natürlich keine ärztliche Behandlung oder psychologische Therapie in jeglicher Form ersetzen kann. Falls du unter medizinischen Problemen leidest oder unsicher bist, lasse dich bitte von einem Arzt oder Therapeuten untersuchen. Im Verlauf dieser Blockadenlösung **können** intensive Trancezustände erreicht werden, die üblicherweise als sehr angenehm, wohltuend und heilsam empfunden werden. Verwende sie nicht, wenn du unter tiefgreifenden neurologischen, psychischen oder sonstigen Erkrankungen leidest, die **gegen** den Einsatz von Meditationen, Hypnose oder anderweitige Entspannungstechniken sprechen. Ebenso ist eine Blockadenlösung unter Wirkung von psychoaktiven Substanzen, Drogen oder Alkohol nicht anzuwenden.

Nach einer Blockadenlösung stellt sich dein ganzes System (körperlich, feinstofflich und mental) auf den freigewordenen Raum ein und sortiert einiges neu. Gebe dir die nötige Ruhe und den Glauben daran, dass sich die Wirkung maximal entfalten kann. Sei in den kommenden Tagen dein innerer Beobachter und gehe in eine optimistische Haltung. So kann eine Kraft in dir entstehen, die eine positive und verändernde Energie in deinem Leben hervorbringt.

Bei Bedarf kannst du diese Blockadenlösung in regelmäßigen Abständen wiederholen. Meinen Klienten rate ich, sich mindestens zwei Wochen Zeit dazwischen zu nehmen, so dass dein System in Ruhe verarbeiten und integrieren kann. Es kommt nicht selten vor, dass die Blockadenlösung bei Wiederholungen immer tiefersitzende Ängste und Belastungen sanft loslässt.

Gebe dir dafür <u>mindestens 50 Minuten Zeit</u>. Du kannst sie mit folgendem QR-Code anhören:

Ich wünsche dir von Herzen eine entspannte und nachhaltige Blockadenlösung zum Aktivieren deiner Selbstheilungskräfte.

Alexandra Procher lebt und wirkt im Taunus. Sie ist Tochter von bezaubernden Eltern, Dank erfüllte Mutter eines wunderbaren Sohnes und glückliche Wegbegleiterin ihres Seelenpartners.

Alexandra Procher ist Heilpraktikerin für Psychotherapie und hat sich vor vielen Jahren auf das Gebiet der Hypnose und Reinkarnation spezialisiert.

Als ausgebildete kosmische Heilerin nach Pavlina Klemm und Akasha-Chronik-Leserin nach Gabrielle Orr steht sie zudem seit einigen Jahren mit der geistigen Welt in Kontakt, um Menschen Heilung für Körper, Geist, Emotionen und Seele zu ermöglichen.

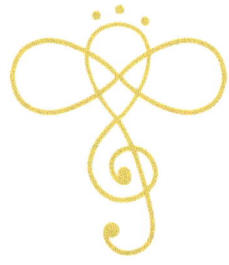

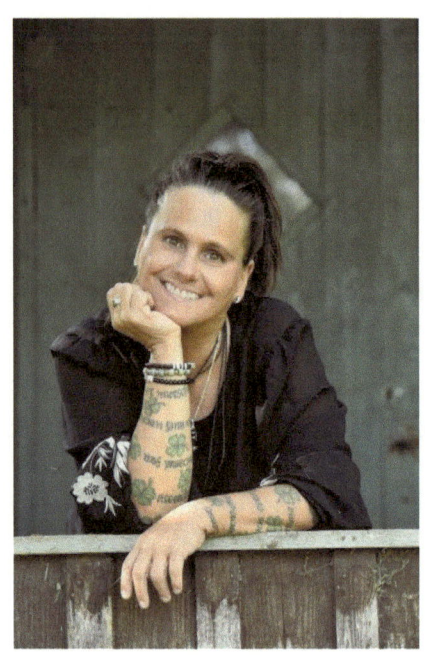

Weitere Informationen unter:

www.hypnose.procher.de

Danksagungen

Während dieses Buch noch nicht veröffentlicht war, habe ich mit einem äußerst kreativen Sänger und Musiker in einem professionellen Tonstudio an meinem ersten Hörbuch gearbeitet.

Er ist ein begnadeter Komponist und Producer. Sein Talent und die Leidenschaft für Töne, Klänge und Frequenzen ist bewundernswert. Wir alle kennen seine unverwechselbare Stimme aus Rundfunk, Film und Fernsehen.

Es war mir eine große Ehre und Freude mit ihm in die Welt der Sprache und der Musik einzutauchen.

Kontakt:

Peter Laupenmühlen

Laupenmuehlen.de

das-tonwerk.de

Ich möchte meine besondere Anerkennung einer kreativen und liebevollen Journalistin aussprechen, die mein Buch äußerst professionell und zielgerichtet lektoriert hat. Dank ihres Engagements und ihrer beispiellosen Zusammenarbeit konnte mein Werk zu etwas Wundervollen werden.

Cornelia Kern

Freie Journalistin

Mein Name ist Cornelia Kern und ich liebe Worte. Danke an alle Menschen, die mich auf meiner Lebensreise durch ihre Bücher und Erzählungen begleiten. Sie erschaffen in mir neue Welten. Ich werde ein Zeuge von Meinungen, Sichtweisen, Erfahrungen, Wissen, Weisheit und Wahrheiten. Geschenke des Lebens.

Das Buch von Alexandra Procher ist ein besonderes. Ihre Metamorphose zur Eigenen.

Ich bedanke mich von Herzen.

Kontakt:

TarArt GmbH

Email: <u>Kern@TarArt11.com</u>

Persönliche Empfehlungen

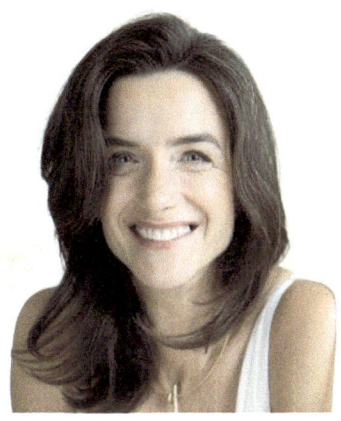

Janin Stötzner

Weisheitslehrerin, Speakerin und Autorin

„Entfessle dein individuelles Glückspotenzial und lebe ein erfülltes Leben. In meinen Workshops, Seminaren und Retreats nehme ich dich an die Hand und zeige dir den Weg."

Ich bin Happiness Coach, Achtsamkeitstrainerin und Weisheitslehrerin, lehre Meditation und teile mein Wissen in Retreats und Onlineseminaren. Mein Ansatz betont, dass Wachstum durch schwierige Situationen erfolgt und jedes Drama eine Chance zur Selbstentdeckung birgt. Daher inspiriere ich Menschen, ihr Leben aus einer höheren Perspektive zu betrachten und ihre Dramen als Schlüssel zur Selbsterkenntnis und als Weg zum individuellen Glück zu nutzen.

"Mein größtes Glück ist, mich täglich ein bisschen mehr auf die Weisheit meines Lebens einzulassen."

Im Laufe meiner bisher 48 Jahre habe ich sehr viel erlebt. Positives, wie negatives. Wenn ich ehrlich bin, habe ich mehr als einmal gedacht: "Sähe ich mein Leben als Film im Fernsehen, würde ich entrüstet wegschalten und mich fragen, wie man sich etwas so Haarsträubendes ausdenken kann!"

Das Leben nimmt auf solche Bewertungen jedoch keine Rücksicht. Es geschieht einfach. Glücklicherweise habe ich die Weisheit meines Lebens begriffen und verstanden, wie sehr mein Leben mich jederzeit unterstützt und für mich da ist.

Gern nehme ich dich an deine Hand und verbinde dich wieder mit deiner Weisheit und den Schätzen deines Lebens, die du in dir trägst. Sie sind der Schlüssel zum individuellen, tiefen Glück und inneren Frieden.

Kontakt:

Janin Stötzner
info@janinstoetzner.com
www.janinstoetzner.com

Abonniere gern meinen Newsletter oder folge mir über Social Media.

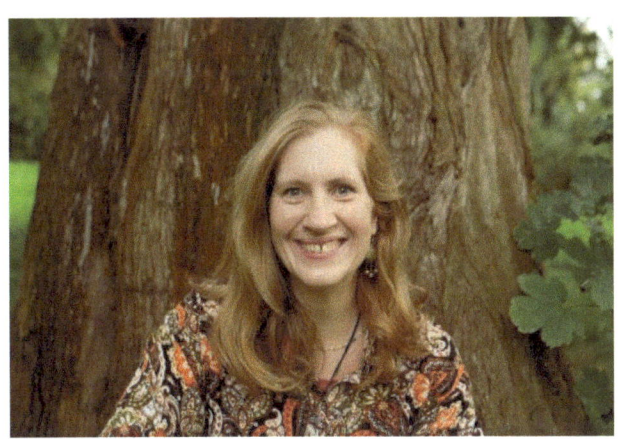

Caroun Pfeiffer

Diplom-Pädagogin, Energetische Heilerin und Expertin für Sucht und Co-Abhängigkeit

Caroun hat viele Jahre ihres Lebens in Partnerschaften mit alkoholabhängigen Partnern verbracht und die tiefen emotionalen und psychischen Belastungen am eigenen Leib erfahren. Wie so viele andere auch, hat sie sich an diesen Menschen abgearbeitet, bis sie schließlich keine Kraft mehr hatte.

Trotz ihres Pädagogikstudiums fand sie sich immer wieder in denselben ungesunden Beziehungen verstrickt, ohne zu verstehen, warum sie in diesen Mustern feststeckte. Heute nach zahlreichen Jahren intensiver Auseinandersetzung mit dem Thema Sucht und Co-Abhängigkeit und einer tiefgehenden persönlichen Transformation, weiß Caroun genau, worauf es wirklich ankommt.

Ihre umfangreiche Erfahrung und ihr fundiertes Wissen setzt sie heute ein, um andere Menschen zu unterstützen.

Ihre Mission ist klar und kraftvoll: Caroun möchte möglichst vielen Menschen, die sich auf der Seite der Angehörigen von Suchtkranken befinden, zur Seite stehen und ihnen Wege aufzeigen, wie sie ihr Leben wieder selbstbestimmt gestalten können.

Sie gibt ihnen die Werkzeuge und das Wissen, das sie benötigen, um ihre eigene Stärke und Freude wiederzuentdecken. So hilft Caroun ihnen, aus der Falle herauszukommen, immer nur auf den Alkoholiker zu reagieren, und stattdessen kraftvoll und in Freude ihr eigenes Leben zu leben.

Kontakt:

info@carounpfeiffer.de

instagram: sucht_und_co

facebook: Caroun Pfeiffer